AF463810

RELATION HISTORIQUE

D'UNE

ÉPIDÉMIE

DE

DIPHTHÉROPATHIE

(Maladie connue sous les différents noms de Stomatite pseudo-membraneuse, Angine couenneuse, Croup, Diphthérite cutanée, etc.)

OBSERVÉE DANS LE DÉPARTEMENT DE SAONE-ET-LOIRE ET DE LA NIÈVRE,

PENDANT LES ANNÉES 1841, 1842, 1843 et 1844;

PAR D.-Z. DAVIOT,

DOCTEUR EN MÉDECINE DE LA FACULTÉ DE PARIS, MÉDECIN CANTONNAL DE SAINT-LÉGER-SOUS-BEUVRAY.

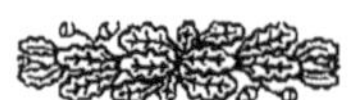

AUTUN

IMPRIMERIE DE FR. DEJUSSIEU.

1845

A

LA MÉMOIRE DE MES ENFANTS,

GUSTAVE ET MARIE,

VICTIMES DE L'ÉPIDÉMIE.

A MM. les docteurs Lagoutte & Roizot, d'Autun, mes honorables amis; à mon parent, le docteur Gros, de Luzy (Nièvre);

Tribut de reconnaissance pour les soins affectueux qu'ils ont bien voulu leur donner.

Z. DAVIOT.

AVANT-PROPOS.

Nous saisissons avec empressement la circonstance de cette publication, pour émettre quelques réflexions sur l'état actuel de la médecine dans la campagne. Nous résumerons ce que nous avons à dire aux questions suivantes : État social, scientifique et moral des médecins ruraux; — l'art médical doit venir en aide à la civilisation dans la campagne; — institution des médecins cantonnaux dans notre département.

1.° État social, scientifique et moral des Médecins ruraux.

> « Si, en ville, la profession médicale
> » suscite l'envie et la critique, dans la
> » campagne elle est difficile, remplie de
> » dégoûts, et abrège la vie. »
>
> *Le docteur* MUNARET.

« La médecine, considérée comme profession » [M. Réveillé-Parise, *Gaz. méd.*, p. 321, 1836], » présente un singulier spectacle; elle est une nécessité sociale, un besoin de l'humanité; les hommes

» n'ont jamais pu s'en passer, et pourtant ils l'ont » souvent injuriée et baffouée. Mais on a beau faire, » si les progrès de la civilisation diminuent et font » disparaître certaines maladies, il en est d'autres » que l'excès même de cette civilisation engendre et » reproduit inévitablement; il faut donc que la mé- » decine vienne pour les combattre et en signaler » les causes. Ainsi, notre profession tiendra toujours » un rang dans la société, quelque inférieur ou » quelque élevé qu'on le lui fasse. Le malheur est » que la plupart des hommes ne jugent pas la méde- » cine par le bien qu'elle opère, mais toujours par » celui qu'elle ne peut pas faire. De là, les erreurs, » les injustices, les moqueries, les préjugés, les » imputations ridicules de ceux qui portent un juge- » ment sur cette science. Etudiez et pesez les sar- » casmes lancés contre la médecine par Pline, Varron, » et dans les temps modernes par Pétrarque, Mon- » taigne, Palissy, Molière, Rousseau, et vous trou- » verez que leur point d'attaque est toujours l'im- » puissance de l'art dans certains cas, impuissance » malheureusement trop réelle, mais qu'il faudrait » compenser par l'intervention évidemment salutaire » de cet art dans beaucoup d'autres cas. Si le malade » succombe, c'est le médecin qui l'a tué, car la » mort n'a jamais tort; si la guérison a lieu, on en » fait honneur à la nature, manière de philosopher, » *crasso modo*, si l'on veut, mais qui n'en est pas » moins celle de beaucoup de gens. Voilà l'absurde » dilemme dans les serres duquel on nous place » toujours; voilà l'origine de cette grave assertion, » que la médecine est un roman dont chaque méde-

» cin est l'auteur. Ainsi, La Bruyère dit-il fort mal
» à propos, que les médecins sont des hommes payés
» pour débiter des fariboles au chevet du malade,
» jusqu'à ce que la nature l'ait guéri, ou que leurs
» remèdes l'aient tué. Oh ! s'il en était ainsi, il y a
» longtemps que notre profession n'existerait plus,
» qu'elle ne serait plus aux yeux des gens instruits
» qu'une superstition de nos aïeux ; mais loin de là,
» plus on s'éclaire et mieux on juge l'art de guérir
» sous son véritable point de vue. Si Molière revenait
» au monde, disait Walter Scott, il pourrait encore
» se moquer des médecins ou plutôt de certains
» médecins, mais certainement il n'oserait plus se
» moquer de la médecine. »

Aujourd'hui l'art médical, basé sur toutes les connaissances humaines, on peut l'affirmer, a définitivement conquis, comme science, le haut rang qui lui appartient, et comme moyen curatif, un degré de certitude contre lequel le septicisme vient se briser.

Disons-le, la considération attachée à l'exercice de la médecine rurale, commence à se relever des coups terribles que lui avait portés le licenciement de cette obscure nuée d'infirmiers de l'empire, lesquels, suivant M. le docteur Munaret [*du Méd. des villes et du Méd. des camp.*, p. 9, 1840], après avoir porté le tablier dans les ambulances, pour éviter de prendre un fusil comme réquisitionnaires, rentrèrent dans leurs foyers, sans ressources comme sans avenir, et se prévalurent, aux termes d'une absurde loi, de leurs certificats de services pour s'arroger le titre de chirurgiens ou officiers de santé, et venir dans les campagnes étaler le luxe de leur ignorance. Époque déplorable, qui vit naître le saltimbanque avec ses piperies, le médecin drogueur, etc., etc., et enfin à leur suite, ces milliers d'abus et de préjugés dont beaucoup existent encore, et contre lesquels la génération médicale actuelle s'épuise à combattre.

Mais aujourd'hui que l'encombrement des villes fait refluer dans la campagne des hommes capables et porteurs du diplôme de docteur, pourquoi la position sociale des médecins ruraux n'a-t-elle point atteint toute l'amélioration dont elle est susceptible? Il faut en accuser deux causes : une organisation médicale vicieuse, et le relâchement de nos mœurs.

Malgré les réclamations périodiques de la presse, malgré les nombreuses pétitions adressées aux chambres législatives, nous n'avons pu obtenir la révision d'un code médical qui n'est plus en rapport avec les progrès du siècle. Et cependant, est-il un abus plus intolérable que l'admission de deux ordres de médecins avec une différence si grande de connaissances et la même égalité de droits?

Le maintien des officiers de santé est la cause vivace qui empêche la profession de récupérer sa dignité fondamentale. A Dieu ne plaise, que nous voulions abaisser le mérite d'hommes honorables reçus dans les grandes facultés, et auxquels la circonstance de fortune seule n'a point permis d'acquérir le titre de docteurs, dont ils sont parfaitement dignes par leur savoir et leur conduite. Nous voulons parler de ces demi-médecins que reçoivent les jurys départementaux, véritables fabriques de fausse monnaie, et qui multiplient ainsi à la longue le nombre de ces guérisseurs de bas étage, à un point aussi humiliant pour l'art qu'effrayant pour l'humanité. Le public qui ne connaît pas cette hiérarchie plus mythologique que celle des dieux et des demi-dieux [Munaret], distribue indistinctement sa foi aux médecins diplômés, qui ont consacré à leur instruction la plus belle moitié de leur vie et une fortune presque suffisante pour vivre, et à tel esculape champêtre improvisé en quelques mois, qui, pour deux cents francs, et avec un certificat de criminelle complaisance, débita des âneries pendant un quart-d'heure à des hommes d'honneur et de science qui n'ont point rougi de les entendre et de lui conférer l'indissoluble investiture de la santé publique.

Ce Diafoirus breveté va le plus ordinairement, et pour cause, exercer loin de son village. Il saigne, purge, fait les accouchements, même les opérations, si ce n'est avec le même succès, du moins avec la même liberté que le docteur. Par ses jongleries indignes de la profession, il parvient quelquefois à escroquer la confiance des paysans flattés de pouvoir échanger avec lui force poignées de main et fraterniser au cabaret. Comme il sait exploiter leurs erreurs et leurs préjugés!..... Il n'est pas fier celui-là, s'écrie-t-on, il ne fait pas le monsieur comme le docteur un tel, parce que celui-ci a des manières élégantes et polies et une tenue respectable. Il leur apprend qu'il est le seul possesseur de recettes de famille, recettes infaillibles..... pour discréditer l'art. Puis, ces bonnes gens avinés, amorcés, s'en vont colporter dans leurs hameaux les vertus incomparables de notre médicastre. — Il guérit tout le monde, c'est le médecin des médecins. — Mais est-il appelé à visiter un malade dont l'affection est peu grave? Pendant le trajet et à son retour, il a soin de présenter à tout venant le cas comme un de ceux que la médecine guérit rarement, jamais peut-être; et trois ou quatre jours après on apprend avec admiration que le moribond se lève, boit et mange. — Est-il établi dans son pays, localité où l'instruction est plus répandue et où le charlatanisme a besoin d'user de moyens obliques? il fait recruter le client par les alliés, les parents, horde souvent nombreuse et toujours familière avec le campagnard qu'elle capte en dressant devant lui, dans de bachiques causeries, une liste fantasmagorique des cures plus ou moins apocryphes de notre homme. — Ces moyens, en vérité, sont bien misérables, mais ils réussissent quelquefois.

Mais ce qu'il y a de plus hideux encore, c'est que trop souvent, en concurrence avec certaines matrones, notre industriel ne rougit pas de commettre un crime dont les lois de 1791 condamnent à vingt ans de fers la seule complicité. Nous désapprouvons d'autant plus le relâchement de notre Code pénal, à cet égard, que les gens de la campagne mettent moins de scrupule à réclamer un pareil service, et qu'ils trouvent plus de coupable complaisance à l'obtenir. Il n'est pas d'année, en effet, que l'on n'ait à supputer le nombre des avortements que l'ombre et l'isolement cachent, que l'argent achète, qu'excuse la pitié qu'inspire une fille trompée et repentante, ou que font dissimuler des motifs de considération personnelle, où, peut-être, un sentiment de pusillanimité. Nous appelons la sévérité de la loi sur un crime qui fait honte à l'humanité et déshonore le corps médical.

Ainsi, aucun avantage réel ne distingue, dans la campagne surtout, le docteur en médecine de l'officier de santé; nous nous trompons : le premier a pour unique privilége de partager la responsabilité des bévues que le second commet.

« Aucune profession n'impose des devoirs plus » rigoureux et plus multipliés que la profession médi- » cale, s'écrie M. le professeur Cruveillhier [*Gaz. méd.* » p. 801, 1836]. Son ministère a cela de spécial et » d'honorable à la fois, qu'il exige toutes les qualités » de l'esprit et du cœur. Dépositaire de la vie de ses » semblables, il doit être versé dans la connaissance » de tout ce qui peut conserver la santé et guérir les » maladies. Comment, s'il n'est pas honnête homme » dans toute l'acception du mot, remplira-t-il la mis- » sion de confiance et de délicatesse à laquelle il est » appelé? Le médecin doit donc être homme de » science et honnête homme. »

Eh bien! nous le demandons, remplit-il ses devoirs d'honnête homme celui qui, par fait d'infirmité ou du poids des ans, ne pouvant plus se livrer à l'opération de la saignée, ce moyen si puissant, en honneur dès Hippocrate, devient par spéculation antiphlébotomiste, au point non-seulement d'en rejeter l'emploi, même dans la pneumonie, mais encore de profiter d'une influence que peuvent donner une routinière habitude et des cheveux blancs, pour persuader aux campagnards que c'est un procédé pernicieux, toujours et partout? Cette opposition calculée a produit, dans certains pays, contre les deplétions sanguines, des préjugés que le médecin rationnel a peine à détruire, surtout quand ils s'allient à un fanatisme humoral aveugle, inspiré et propagé à dessein.

Agit-il en honnête homme, celui qui, poltron par instinct, préconise une méthode qu'il ose appeler expectante, procédé commode qui lui permet, dans les maladies aiguës, de pouvoir regarder stoïquement et sans responsabilité partir son malade, plus soucieux de sa réputation que de l'humanité, parce qu'il sait que dans la campagne, grâce à la couardise et à l'ignorance de nos devanciers, le malade qui meurt quoique ayant subi le traitement actif le plus convenablement appliqué, passera toujours pour une victime des sangsues ou des saignées? c'est parce qu'il est sûr que l'infortuné qui succombe par suite de sa méthode à l'eau tiède, disparaîtra inaperçu, vu l'indifférence prodigieuse qui existe dans les familles rurales, et vu sa déclaration sentencieuse qui fait accepter la perte du malade comme un arrêt fatalistique : la mort y était.... Oh! vous nous avez donné une rude tâche, hommes qui sacrifiez plutôt au veau d'or qu'à la probité! C'est en mettant sans cesse en jeu et notre réputation et l'autorité de la saine médecine qu'il nous sera possible de réduire à néant les conséquences de votre sacrilége manière de faire..... Mais il faut que la vérité se fasse jour..... Et quoique la campagne soit un théâtre peu convenable pour engager une lutte médicale, parce que l'homme de l'art a toujours à combattre contre la misère des malades, leur grossier scepticisme, les ignorances invétérées de la chaumière, contre les suggestions d'un entourage qui oppose à ses prescriptions les routines domestiques, les superstitions ou les formules consacrées du charlatanisme, circonstances qui nous sont communes, d'ailleurs, nous vous proposons cette lutte, malgré les préventions suggérées par vous-mêmes contre la médecine perturbatrice. Cessez cette réaction qui ne craint pas de s'abaisser souvent à des moyens peu honorables; établissons une statistique scrupuleuse portant sur un nombre donné de malades atteints de pneumonie, par exemple, l'affection la plus commune et la plus grave dans la campagne, et nos résultats respectifs apprendront aux gens que vous avez endoctrinés et que vous endoctrinez encore, qui l'emporte de votre médecine peureuse et impuissante, ou de notre pratique énergique, qui dispute pied à pied le patient à la mort.

Medicamentorum varietas ignorantiæ filia est, nous dit Bacon; — *Plus un praticien est instruit, moins il est drogueur*, s'écrie un auteur plus moderne..... — Hippocrate ne prescrivait à ses malades que la tisane d'orge et la diète. Sydenham voulait loger toute sa pharmacie dans le pommeau de sa canne. Boerrhaave répétait souvent à ses disciples qu'avec de l'eau, du vin, du vinaigre, de l'orge, du miel, du nitre, de la rhubarbe, de l'opium, du feu et une lancette, on pouvait faire toute la médecine. Broussais, le plus grand des réformateurs, avait réduit la matière pharmaceutique à sa plus extrême simplicité. Ramazzini, Gaubius, Tissot ont fait un précepte de la simplicité des drogues dans la campagne, pour économiser, disaient-ils, l'argent du malade et le temps du médecin.

Se conforme-t-il aux sages leçons de ces illustres maîtres, le médecin qui, — utilisant à son profit cette manie galénique du peuple des campagnes, qui n'estime l'homme de l'art que par la multiplicité de ses remèdes, et ceux-ci par leur volume, leurs variétés, leur couleur, — se livre à cet empirisme mercantile, à ce guet-apens qui ne laisse pas même à la bonne foi des gens le choix de la bourse ou de la vie? — Honte à ce forban qui entrave la civilisation!

Démasquons aussi cet autre industriel diplômé qui, sous les insignes d'un philanthrope, fait crier les visites au rabais. Dans un pays où le numéraire est rare, et l'économie une nécessité, il lui arrive parfois de supplanter le talent qui respecte assez la profession pour ne pas la prostituer à vil prix. Mais, par un calcul, prouvons que le public est la dupe de cette prétendue philanthropie.

Le docteur N...., pour un certain parcours, prend 5 francs; pour médicaments fournis, 6 francs; en tout fr. 11.

Notre industriel, pour la même course, ne prend que 2 francs, et pour remèdes ayant la même valeur intrinsèque, mais savamment délayés, 16 francs: en tout, fr. 18. [*Historique.*]

Contre qui la critique va-t-elle s'armer? N'en doutez pas, contre l'homme consciencieux qui n'exige que onze francs d'honoraires, mais qui porte cinq fr. pour sa visite, tandis que son concurrent qui ne l'a taxée qu'à deux francs (les complaisants se chargent d'en instruire la localité), se dédommage largement sur ses fournitures qu'on lui paie sans y regarder, parce qu'il a satisfait le préjugé par la belle couleur d'une potion coquettement empapillotée, par le moyen d'un cornet de vulnéraires *omnibus*, d'une infinité de paquets à prises d'une poudre.... inerte, et enfin par l'ampleur colossale d'un emplâtre...., modèle du genre, etc., etc.

Tout homme honnête et courageux doit stigmatiser ce genre de charlatanisme, d'autant plus commun que l'intérêt matériel qui tient lieu aujourd'hui de moralité, le fait volontiers excuser.

Nous abandonnons le champ de la critique, parfaitement convaincu que pour attaquer le mal dans sa profondeur il faut une nouvelle loi organique basée sur : un seul ordre de médecins ; l'association ou corporation sagement combinée; les conseils disciplinaires ou jurys de moralité, etc., etc.

Et pour finir ce qui a trait à cette première question, citons ces paroles de Vicq-d'Azir, sur la médecine de campagne : « Si les fonctions du médecin » sont belles, c'est moins dans les palais et parmi » les grandeurs, où les motifs, soit apparents, soit » réels de l'intérêt, ne laissent aucune prise à ceux » de l'humanité, que dans les demeures étroites et » malsaines du pauvre. Là, point de protecteur, » point de cupidité, la renommée n'approche pas de » ces asiles : les victimes de la misère, celles de la » maladie et de la mort, entassées, confondues, y » offrent un tableau déchirant et terrible; c'est là » qu'il est possible de faire le bien, que l'homme » peut secourir l'homme, sans concours et sans » témoins. »

2.° L'art médical doit venir en aide à la civilisation.

> « Le médecin trouve dans son art ou
> » pour mieux dire dans son existence,
> » une double fonction : ses services pour
> » l'individu et son influence sur les masses;
> » s'il est un instrument de guérison, il
> » est aussi un instrument de civilisation. »
>
> Ed. CARRIÈRE, *Gaz. méd.*, p. 769, 1840.

Le rôle que l'homme de l'art est appelé à remplir au sein des familles, explique celui qu'il est appelé à remplir dans la société. La famille est en effet le point de départ de ce mouvement qui fait marcher l'humanité du connu à l'inconnu, d'une vérité conquise à la conquête d'une vérité nouvelle. Mais est-il besoin de placer le médecin au pied du lit du malade, pour se rendre compte de l'influence qui résulte pour lui de l'exercice de la plus brillante moitié de ses devoirs? Non, car il ne faut pas s'expliquer toujours le médecin à travers l'apostolat de sa pratique. Comme savant, il agit de plus haut, et sa parole, ses enseignements, sont plutôt une semence abondamment répandue sur les masses, qu'un breuvage cordial préparé pour relever les forces d'un individu. Dans la chambre de celui qui souffre, et où la sensation du mieux et du bien amène les émotions de la reconnaissance, le médecin, il est vrai, passe par le cœur pour arriver à l'esprit. Mais, lorsque faisant servir l'influence sociale que lui ont acquise sa haute probité et son dévouement à toute épreuve, il frappe directement à l'intelligence des masses, il travaille pour la civilisation, alors il devient un des ressorts les plus puissants de ce char qui conduit l'humanité à l'accomplissement de ses destinées providentielles.

Qui, mieux que le médecin rural, est appelé à remplir cette noble mission ? Assis à la table boiteuse, près de l'âtre rustique, c'est pour sa philanthropie une favorable occasion d'instruire les bonnes gens groupés silencieusement autour de son escabelle. Oh ! c'est alors que son ministère est sublime.....; apôtre d'une civilisation qui repose sur le cœur et la conscience, il leur enseigne les devoirs sacrés de la famille, ceux non moins sacrés du citoyen et le principe évangélique de la fraternité, ce levier de toute organisation humaine; il attaque d'une main prudente le tronc de certains préjugés relatifs à la santé, ainsi qu'à la maladie, et quand il le juge suffisamment ébranlé, d'une main ferme il l'arrache; il signale les coutumes nuisibles, la superstition qui les encroûte....., « et » si du bon grain qu'il a semé [Munaret] dans le » champ encore inculte de leur intelligence, poussent » quelques épis que la société récolte, voilà sa ré- » compense. »

3.° Institution des Médecins cantonnaux.

L'établissement des médecins cantonnaux, destiné à devenir une institution nationale, est un bienfait pour les classes indigentes; pour elles, guérir sera désormais un problême plus facile à résoudre que celui de manger. Honneur aux préfets qui, comme M. Delmas, ont pris l'initiative de cette œuvre humanitaire.

En faisant connaître le règlement administratif sur l'organisation du service médical gratuit, dans notre département, nous croyons indiquer suffisamment la pensée qui a présidé à sa confection, et quels immenses résultats on doit attendre de l'institution lorsqu'elle aura atteint tout le développement qu'elle comporte.

CHAPITRE I.er

Des attributions des Médecins cantonnaux.

Article 1.er Les médecins cantonnaux sont chargés :

1.° Du traitement des malades indigents;

2.° De la vaccination dans tout le canton;

3.° De l'inspection des enfants trouvés;

4.° De l'hygiène publique;

5.° De la police médicale;

6.° De fournir tous les documents et renseignements relatifs à l'exercice de leurs fonctions.

CHAPITRE II.

Traitement des malades indigents.

Art. 2. Les médecins cantonnaux traiteront gratuitement, à domicile, les malades indigents inscrits sur une liste dressée et renouvelée tous les six mois par l'administration municipale de chaque commune.

Art. 3. Ils devront faire, au moins tous les deux mois, une tournée générale dans les communes de leur circonscription, afin de s'assurer de l'état sanitaire des lieux et des populations, de visiter les malades indigents et les établissements de charité dépourvus de médecins.

Ils auront soin, quand ils voudront inspecter ces établissements ou les enfants trouvés, de ne pas faire connaître à l'avance le jour de leur tournée. En arrivant inopinément, ils pourront mieux s'assurer si les conditions hygiéniques concernant l'alimentation, l'habitation et les vêtements, sont rigoureusement observées.

S'ils sont appelés à donner des soins à un de leurs clients dans une commune, ils profiteront de leur présence dans l'endroit pour s'informer, auprès du maire et du curé, si des malades ont besoin des secours de la médecine, et pour les visiter.

Art. 4. Les médecins cantonnaux donneront, au moins une fois par semaine, des consultations gratuites dont ils fixeront le jour et l'heure.

Art. 5. Les médicaments seront fournis par un pharmacien domicilié dans le canton; cependant, s'il n'y existait point d'officine ou si elle était trop éloignée, le médecin cantonnal sera chargé de les délivrer lui-même, et il devra, à cet effet, se munir des substances pharmaceutiques les plus usitées qui seront déposées chez lui. Il tâchera de se renfermer dans les bornes d'une stricte économie pour l'emploi de cette fourniture.

CHAPITRE III.

De la vaccination.

Art. 6. La vaccination sera pratiquée gratuitement par les médecins cantonnaux, autant de fois qu'ils le pourront, dans chaque commune de leur ressort, sur les enfants qui n'auraient pas subi cette opération. Ils devront, pour s'aider dans cette mission, se faire présenter par le maire la liste des enfants nouveau-nés inscrits aux registres de l'état civil.

Art. 7. La vaccination se fera à l'heure et au jour convenus entre le médecin et le maire. L'avis en sera publié et affiché huit jours d'avance par ce fonctionnaire, dans sa commune. On pourra même le faire annoncer au prône par le curé de la paroisse.

Art. 8. Le médecin cantonnal aura soin d'avertir les parents qu'ils devront amener les enfants vaccinés le septième ou huitième jour qui suivra l'opération, afin de s'assurer si elle a réussi. Dans le cas de non-succès, il devra réitérer l'inoculation du virus vaccinal.

Art. 9. Si quelques parents se refusaient, les uns à faire vacciner leurs enfants, les autres à laisser prendre du vaccin sur les pustules aux bras de leurs enfants, sous l'influence des préjugés absurdes dont un grand nombre est encore imbu, le médecin éclairera les premiers sur les dangers auxquels ils les exposent; et, quant aux seconds, il leur refusera un certificat de vaccination, en leur déclarant à tous que le défaut de cette attestation suffira pour entraîner leur non-admission, soit à l'école communale, soit au catéchisme. Les bureaux de bienfaisance seraient même invités à leur refuser les secours de la charité.

Art. 10. Le médecin cantonnal dressera, tous les trois mois, un état indiquant seulement le nombre des vaccinations opérées par lui pendant ce laps de temps, et, à la fin de l'année, un état général et nominatif des personnes vaccinées.

Il devra également mentionner les cas de petite vérole qu'il aura observés, soit sur des individus non vaccinés, soit sur des personnes vaccinées, ainsi que la marche et la terminaison de l'éruption.

Art. 11. Dans le cas où une épidémie de petite vérole éclaterait sur quelques points du territoire qu'il dessert, il devra s'y transporter de suite, et vacciner immédiatement les enfants et les personnes qui n'auraient pas encore été soumis à cette opération.

Pour faciliter l'emploi de ce moyen préservatif, des tubes ou plaques chargés de fluide vaccinal, seront déposés à la préfecture et mis à la disposition du conseil de salubrité, qui les transmettra aux médecins cantonnaux sur leur demande.

CHAPITRE IV.

De l'inspection des enfants trouvés.

Art. 12. Le médecin cantonnal est chargé de la surveillance des enfants trouvés placés en nourrice dans l'arrondissement qui lui est confié. Il recevra à ce sujet un règlement spécial, qui lui tracera toute l'étendue des devoirs qu'il a à remplir envers ces infortunés.

Un inspecteur départemental vient d'être investi spécialement de cette surveillance. Nous croyons que la proximité des médecins cantonnaux avait, pour le bien-être des enfants trouvés, une influence que ce nouveau mode ne saurait obtenir.

CHAPITRE V.

De l'hygiène publique.

Art. 13. Les médecins de canton seront chargés de veiller à tout ce qui regarde la salubrité publique.

Ainsi, ils signaleront à l'autorité locale, et ensuite au comité, toutes les infractions aux lois sanitaires, comme les dépôts d'immondices existant, soit dans les cours des habitations, soit dans les rues et places, soit dans le voisinage des localités; les mares d'eaux croupissantes; les établissements industriels dont la proximité serait nuisible à la santé publique; la trop grande agglomération habituelle d'individus dans un espace limité, comme dans les salles d'asile, prisons, manufactures, etc., etc., et indiqueront les moyens de remédier à ces inconvénients. Ils visiteront spécialement les écoles communales, afin de s'assurer de l'état sanitaire des enfants qui les fréquentent.

Art. 14. Ils surveilleront la manière dont se font les inhumations, et en signaleront les abus dans un rapport au comité.

Art. 15. Dès que la moindre apparence d'épidémie se manifestera dans une commune, le médecin cantonnal devra s'y transporter sur-le-champ, étudier attentivement ses symptômes et sa nature, et en donner, le plus promptement possible, avis à l'autorité supérieure, ainsi qu'au comité, pour le consulter sur les mesures à prendre dans cette circonstance. Pour le traitement de cette affection, il s'entendra avec le médecin des épidémies.

ART. 16. En cas d'épizootie, il devra également la signaler à l'administration supérieure, qui enverra sur les lieux un médecin vétérinaire chargé d'examiner et de combattre le fléau, et d'en dresser un rapport détaillé.

ART. 17. Dans le cas où l'ergot prédominerait dans les récoltes de seigle, il s'empressera de signaler son existence aux autorités locales et à l'autorité supérieure, ainsi que les moyens à adopter pour prévenir les accidents qui pourraient en être le résultat.

CHAPITRE VI.

De la police médicale.

ART. 18. Les médecins cantonnaux veilleront à la stricte exécution des lois sur l'exercice de la médecine, de la chirurgie et des accouchements, en se conformant aux lois du 19 ventôse et du 21 germinal an XI. Ils comprendront qu'il est de leur devoir de dénoncer à l'autorité les charlatans ou autres personnes qui, sans être munies d'aucun titre ou diplôme, vendraient des remèdes ou traiteraient des malades.

ART. 19. — Ils devront également, autant qu'il leur sera possible, porter leur attention sur les abus ou erreurs qui se commettent trop souvent, soit dans le débit, soit dans la préparation des substances alimentaires, et en donner avis au maire de la commune, ainsi qu'au conseil de salubrité.

CHAPITRE VII.

De la statistique médicale.

Art. 20. Une haute et importante mission est également confiée aux médecins cantonnaux : c'est celle de concourir aux travaux d'une statistique médicale du département, par des rapports annuels, où ils établiront la situation topographique de leur arrondissement, les maladies endémiques, épidémiques et contagieuses qui y règnent habituellement ou accidentellement, les causes problables de ces maladies, les traitements qui ont obtenu le plus d'efficacité et les moyens préservatifs qu'on peut leur opposer. Ils devront, dans ces comptes rendus, s'occuper également de l'état atmosphérique, de l'alimentation, des travaux habituels, des habitations, du degré d'aisance et des mœurs et usages des habitants.

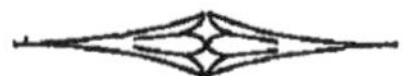

Arrêtons-nous un instant sur l'art. 18, et faisons-en ressortir toute l'importance.

« L'on signale, disait Tissot, une bande de voleurs » qui s'introduit dans un pays ; il serait plus à souhaiter qu'on eût un rôle de tous les faux médecins » de l'un et l'autre sexe, et qu'on en publiât la description la plus exacte, accompagnée de leurs » exploits sanglants. On inspirerait peut-être par là » une frayeur salutaire au peuple qui ne s'exposerait » plus à être la victime de ces bourreaux. » Aujourd'hui encore l'indignation des honnêtes gens ne peut intimider la charlatanerie de bas étage, le mépris ne la fait plus rougir, et tout le monde, au lieu de s'épouvanter de la peinture qu'un écrivain pourra en faire, s'éloignera de la vérité, en la traitant de femme jalouse.... parce que tout le monde se mêle de médecine, prescrit ou critique, premier et capital préjugé relatif à l'exercice de notre art : « Il y a peu de gens » qui ne pensent y savoir beaucoup, s'écrie Laurent » Joubert, voire plus que les médecins. » [*Erreurs populaires du fait de la médecine et régime de santé*, 1 vol. in-12, liv. I.er, chap. IX.]

Si, dans le monde, il est utile de connaître quelques moyens propres à porter secours aux malades frappés subitement, en attendant l'arrivée du médecin, il est bon que les personnes étrangères à la médecine sachent aussi qu'il y a toujours danger à composer et à administrer des médicaments, même ceux qui paraissent les plus doux. La médecine sans médecin nous paraît tout aussi impraticable que de plaider sans la connaissance approfondie du droit.

Jusqu'à présent, le médecin enchaîné par la crainte d'un dénigrement brutal, dans le cas où il en aurait appelé au droit commun et à la justice humaine, à dû se résigner à voir le temple d'Epidaure envahi par cette tourbe de guérisseurs à breuvages, médecins aux urines, possesseurs de secrets contre l'hydrophobie, etc., etc., et par cette autre espèce de concurrent, le rhabilleur, renoueur ou rebouteur, n'importe le nom, plus populaire encore, et dont les attributions sont de remettre un os cassé ou démis, un *tendron* ou nerf foulé, une côte enfoncée, le crochet de l'estomac dérangé, etc., etc.

« L'on ne confie une montre, pour la raccommo-

» der, qu'à celui qui a passé bien des années à étudier
» comment elle est faite, et quelles sont les causes
» qui la font bien aller ou qui la dérangent : et l'on
» confie le soin de raccommoder la plus composée, la
» plus délicate et la plus précieuse des machines, à
» des gens qui n'ont pas la plus petite notion de sa
» structure, des causes de ses mouvements, et des
» instruments qui peuvent la rétablir !.... » [TISSOT.]

Le rhabilleur a prévu cet argument du médecin de Lausanne : son art ne s'apprend pas sur les bancs d'une école et avec des livres; fi donc! il le reçoit d'en haut, en ligne directe ou collatérale; il en hérite d'un père ou d'un oncle. Voilà pourquoi le plus grand des médecins, selon la croyance des campagnards, ne peut pas être rebouteur; il n'a pas le don.... de les torturer, de les estropier, de les ensorceler enfin!.... Le renoueur est sans contredit la plus à craindre de toutes les bêtes qui rôdent dans nos pays, car si elle ne dévore pas, elle estropie, ce qui est plus malheureux, nous croyons, pour celui qui ne peut gagner son pain qu'à l'aide de tous ses membres.

Viennent ensuite les devins et les sorciers que l'on va consulter quand une maladie traîne en longueur, pour charmer une plaie qui ne veut pas se fermer, toucher une grosseur que le médecin n'a pu dissiper, conjurer une brûlure, ou enfin, ce qui est le chef-d'œuvre du métier, enlever la *maille* (taie de la cornée transparente), ôter le *cathère* (affections convulsives), dénomination étrange, mal ambigu, qui permettent d'intervenir dans un grand nombre de maladies de l'enfance, si fréquemment compliquées d'irritations cérébrales sympathiques.

C'est au nom de cette maxime sociale qui voudrait que tous travaillassent au bien-être de tous, que nous venons déclarer aux possesseurs de remèdes secrets, contre la rage, par exemple, cette terrible maladie dont l'antidote a échappé jusqu'ici à l'œil scrutateur de la science, mais que le hasard, ce dieu aveugle, a pu leur faire découvrir : l'honneur, l'inflexible devoir de fraternité vous font une loi de dédier vos secrets à l'humanité entière. La postérité...., ou si vous aimez mieux, l'état, en belles pièces d'or, vous tiendra compte d'un si grand service..... Mais si, abusant de la crédulité publique, toujours amie du merveilleux, vous exploitez des secrets qui ne sont que l'œuvre..... du mensonge, vous commettez alors le délit d'exercice illégal de la médecine...., vous assumez sur vous les rigueurs de la loi.

Les rigueurs de la loi!..... mais, nous le disons hautement, le mal a précisément sa source dans l'insuffisance des moyens répressifs mis à la disposition des tribunaux pour punir le charlatanisme et l'exercice illégal de la médecine : cinq francs d'amende....., pas davantage, pour avoir compromis l'existence d'un père de famille!..... Si, dans la réorganisation médicale réclamée et promise depuis si longtemps, la vindicte publique exigeait de tous les pseudo-médecins, sans égard pour le sexe comme pour le rang, cinq cents francs au lieu de cinq francs, et condamnait la récidive à quelques mois de détention, même à une peine infamante, on les verrait abandonner le métier, quoique Pline ait soutenu qu'il ne pouvait exister une loi qui pût sévir contre l'ignorance. — Que nos droits acquis par tant de sacrifices d'argent et de temps soient garantis, ou que l'on proclame libre la pratique de la médecine.

L'article 18 du règlement impose aux médecins de cantons l'obligation de faire ce qui naguère eût été présenté venant d'un médecin ordinaire comme un acte de jalousie, de sordide intérêt, peut-être de délation, c'est de dénoncer à l'autorité tous les délits de pratique illégale de notre art. MM. les médecins chargés du service rempliront leur mission avec d'autant plus de fermeté, et seront d'autant plus sûrs de frapper enfin au cœur la charlatanerie, ce fléau de nos campagnes, que l'administration supérieure prend elle-même, sur de simples renseignements de leur part, le soin des poursuites judiciaires.

Nulle part plus que dans nos localités, les rebouteurs n'excitent de plus vives sympathies; il en est même qui, à l'ombre de l'inexplicable tolérance des hommes de loi, exercent la chirurgie humaine avec une liberté si illimitée, qu'ils ont accaparé tout ce qui concerne les luxations, les entorses, les fractures, etc., etc. Dernièrement encore, n'a-t-on pas vu un administrateur, que sa libérale éducation et sa fortune devaient mettre à la tête de la civilisation dans sa commune, et qui s'est posé en borne, se porter le défenseur officieux et officiel d'un guérisseur en jupe, dont les méfaits avaient été trop criants pour rester impunis. Si la conduite de cet homme n'avait point été justement censurée par l'organe du ministère public, en pleine audience, elle demanderait à être traduite au ban de l'humanité.

INTRODUCTION.

L'étude des épidémies est l'une des parties les plus importantes de l'art médical, et cependant c'est celle qui a fait le moins de progrès de nos jours. Ce n'est pas que cette question soit négligée ; l'impulsion donnée par les corps savants, et qui a retenti jusqu'au fond de nos départements, a fait surgir de nombreux travaux. Mais, si ces travaux laissent peu à désirer dans l'état actuel de la science, sous le rapport des symptômes fonctionnels et des caractères anatomiques, nous ignorons encore, comme au temps de Sydenham, de Stoll, etc., etc., la cause essentielle qui constitue l'épidémie. Il faut le dire aussi, la thérapeutique demande à s'asseoir sur de nouvelles observations, incertaine qu'elle est pour un grand nombre de maladies épidémiques, celles, surtout, qui disparaissent pendant des siècles, ou dont l'apparition n'a eu lieu qu'une fois encore.

Quoique la diphthéropathie épidémique ait trouvé récemment des historiens fort distingués, quoique la plupart des questions qui concernent cette grave maladie aient été éclairées par de savantes discussions, nous croyons qu'il y a encore à glaner dans le champ de l'expérimentation, et que tout n'a pas été dit à son sujet.

Tout homme de l'art, qui a pu recueillir des faits pratiques intéressants sur cette affection si rare dans certaines localités, que beaucoup de médecins, après un long exercice, n'ont jamais eu occasion de l'observer, en doit rendre compte au corps médical.

C'est donc pour obéir à ce devoir, que nous publions aujourd'hui cette notice.

Le cadre que nous nous étions tracé nous défendait d'aborder toute discussion théorique : nous nous sommes cru obligé néanmoins de combattre quelques opinions ou hasardées, ou dont l'évidence est loin d'être prouvée. Ainsi, nous nous sommes attaché à démontrer que si l'inflammation couenneuse épidémique peut être parfois contagieuse, puisque des hommes qui font autorité le prétendent, elle ne jouit pas toujours de ce dangereux privilége. Enfin, nous nous sommes livré à de scrupuleuses appréciations comparatives sur les différents modes de traitements conseillés jusqu'ici contre la maladie : c'est là le point important de cet opuscule.

Si des recherches faites avec toute l'ardeur qu'inspire le désir d'arriver à la méthode thérapeutique la plus sûre contre un mal aussi redoutable, ont pu nous conduire à des résultats de quelque valeur pour la science, nous nous estimerons heureux d'avoir atteint un but utile; si par malheur, nos efforts ont été vains, nous ferons des vœux pour qu'un plus habile accomplisse ce que nous avions projeté.

Saint-Didier-sur-Arroux, 15 *mai* 1845.

RELATION.

Les lois qui président à la formation et au développement des maladies populaires, sont aujourd'hui comme il y a des siècles, couvertes d'un voile impénétrable.

Aussi, quoiqu'il nous semble bien difficile, dans l'état actuel de la science, de rattacher d'une manière catégorique, les données fournies par l'observation des phénomènes morbides à des considérations d'hygiène générale ou de topographie, cependant, ces documents pouvant jeter quelque lumière sur la marche et l'intensité relative de la maladie, nous croyons devoir joindre à cette notice quelques renseignements topographiques sur le département, et notamment sur l'arrondissement d'Autun, théâtre de l'épidémie, moins, nous le répétons, dans l'espoir d'expliquer l'étiologie de l'épidémie, en général, que dans celui de faire connaître certaines influences sur quelques localités en particulier.

TOPOGRAPHIE.

Le département de Saône-et-Loire est situé à l'est de la France, entre le 46° 9' et le 47° 7' de latitude septentrionale, et entre le 1° 18' et le 3° 8' de longitude orientale de Paris. Il est divisé du sud au nord par un chaînon des Cévennes en deux parties distinctes : la partie de l'est, à peu près plate, forme le bassin de la Saône ; la région située à l'ouest, comprend environ les trois-quarts du département, est montagneuse et forme le bassin de la Loire. C'est dans cette dernière que se trouve l'arrondissement d'Autun, dont nous avons à nous occuper.

Cet arrondissement, dont les cantons de St.-Léger-sous-Beuvray et de Mesvres font partie, et où il nous a été permis d'observer l'épidémie, est borné au nord par le département de la Côte-d'Or ; à l'est, par l'arrondissement de Chalon ; au sud par celui de Charolles, et à l'ouest par le département de la Nièvre. Nous noterons que la maladie a également envahi, dans ce dernier département, les communes de Poil, Millay et la Roche-Millay (canton de Luzy). Ces communes étant voisines du canton de St.-Léger, faisant aussi partie du grand bassin de la Loire, et offrant, du reste, les mêmes dispositions hygiéniques, seront comprises dans la description topographique que nous allons tracer pour toute la localité.

Notre arrondissement a une étendue de 1,900 kil. carrés, et une population de 87,536 habitants.

HYDROGRAPHIE.

Il est traversé du nord au sud par l'Arroux. Les nombreux ruisseaux qui se jettent dans cette rivière, tels que le Travoux, l'Acanche, la Drée, la Vesne, le Creusevaux, ceux de Monthelon, de St.-Prix et le Mesvrin, le sillonnent dans toute son étendue. La plupart de ces ruisseaux forment des torrents pendant la fonte des neiges, à la suite des grandes pluies, et donnent lieu aux fréquents débordements de l'Arroux. Il renferme également de vastes étangs : nous citerons entre autres dans le canton de St.-Léger, celui de Bousson (St.-Didier), et celui de Poisson (St.-Léger-sous-Beuvray). Ces étangs, alimentés continuellement par des eaux vives, ne présentent par eux-mêmes que les inconvénients d'insalubrité attachés au voisinage des grandes eaux ; mais nous pensons que l'habitude prise dans certaines communes de les dessécher et de les remettre en eau alternativement, ne peut avoir, sous le rapport hygiénique, que des effets pernicieux pour la santé, vu les émanations miasmatiques qui s'exhalent pendant le dessèchement.

Les sources y sont très multipliées; elles sont généralement vives, abondantes, et ne tarissent jamais.

Les eaux potables qui sourdent du granite ou qui proviennent des puits creusés dans le sol primitif, sont les plus pures et les plus salubres. Les sols argileux, peu répandus dans nos contrées, fournissent de fort mauvaises eaux troubles et blanchâtres, qui doivent leur constitution à ce qu'elles retiennent, à une petite distance de la surface du sol, les dissolutions de substances animales et végétales qui s'y décomposent, et dont la fermentation les charge de principes délétères.

GÉOLOGIE.

Sous le rapport géologique, l'arrondissement appartient à l'ordre des terrains primitifs, constitués par des masses de roches plutoniques qui dominent presque partout. Le sol tient nécessairement de la nature des couches géologiques qui ont contribué à sa formation par leur décomposition. On y cultive en grand les céréales, la vigne, etc., etc.; de vastes forêts couvrent une grande partie de sa surface, principalement dans la région ouest que nous habitons.

MÉTÉOROLOGIE.

1.° Température.

Des observations faites à Autun pendant cinq années, de 1831 à 1836, ont donné les résultats suivants :

Température moyenne (therm. centig.)

En hiver — 2° 88. — En été + 22° 8.

Moyenne de l'année, 12° 84.

Pendant ce laps de temps, la température la plus élevée a été de. . . . . + 33° 6

Et la plus basse, de. . . . . — 16° 8

Des observations prises par nous-mêmes pendant

l'épidémie, dans le cours des années 1842 et 1843, fournissent les résultats suivants :

Température moyenne des saisons (therm. cent.)

1842.

Hiver, . . .	— 2° 17	Moyenne de l'année, 12° 4.
Printemps,	+ 11° 85	
Été, ...	+ 23° 04	
Automne,	+ 11° 13	

1843.

Hiver, . . .	— 2° 92	Moyenne de l'année, 9° 32.
Printemps,	+ 9° 03	
Été, ...	+ 16° 20	
Automne,	+ 9° 16	

Moyenne des deux années, 10° 86.

TABLEAU

INDIQUANT LES VICISSITUDES ATMOSPHÉRIQUES QUI SE SONT PRODUITES PENDANT NOTRE ÉPIDÉMIE.

1842.

Moyenne des vicissitudes des saisons, tant en chaud qu'en froid :

Hiver, ...	15	Total, 46 jours.
Printemps, ...	12	
Été, ...	5	
Automne, ...	14	

Moyenne des jours des vicissitudes pour ladite année :

En chaud, ...	20	Total, 46 jours.
En froid, ...	26	

1843.

Hiver, ...	12	Total, 58 jours.
Printemps, . . . ,	14	
Été, ...	18	
Automne, ...	14	

Moyenne des jours des vicissitudes pour ladite année.

En chaud, ...	24	Total, 58 jours.
En froid , ...	34	

Moyenne des jours des vicissitudes pour les deux années, ... 52 jours.

2.° Observations barométriques.

1842.

	millim.	
Hiver, ...	732, 11	Moyenne annuelle, 733 millim. 69.
Printemps, .	731, 62	
Été, ...	737, 13	
Automne, . .	731, 93	

1843.

	millim.	
Hiver, ...	732, 95	Moyenne annuelle, 732 millim. 77.
Printemps, .	732, 05	
Été, ...	734, 14	
Automne, . .	732, 08	

Moyenne des deux années, 733 millim. 23.

3.° Observations hygrométriques.

1842.

La quantité moyenne annuelle de pluie a été de 677 millim. (25 pouces).

1843.

La moyenne a été de 945 millim. (35 pouces).

Moyenne des deux années, 811 millim. (30 pouces).

4.° Observations eudiométriques.

Malgré les recherches toutes récentes de MM. Boussingault, Huot [Géologie élémentaire, suite à Buffon, t. 1, p. 120], Chevreul, etc., nos moyens eudiométriques sont encore trop imparfaits pour nous avoir fait reconnaître une altération, un méphitisme quelconque dans l'atmosphère libre.

Vents. — Les vents qui soufflent le plus fréquemment dans l'arrondissement, sont le nord-ouest et le sud-ouest. En 1843, le vent sud-ouest a prédominé.

Climat. — L'arrondissement d'Autun doit être regardé comme généralement sain. Cependant, de même que tous les pays hérissés de hautes montagnes, coupés de gorges profondes, il est soumis à une température excessivement variable, même pendant les grandes chaleurs de l'été. L'air y est habituellement vif et pur, mais quelquefois humide et brumeux. En général, le climat y est bon; néanmoins, l'arrondissement n'offre pas, dans toutes ses communes, le même degré de salubrité. Ainsi, par exemple, celles situées dans le voisinage de l'Arroux et des grands étangs, sont exposées à des brouillards froids, humides et insalubres.

La constitution physique des habitants est assez bonne; le tempéramment sanguin est celui que l'on rencontre le plus souvent chez eux.

La population aisée des villes et des campagnes jouit des avantages d'une excellente hygiène.

La population rurale, composée en grande partie de cultivateurs, est mal logée. Les habitations sont malpropres, mal aérées, mal éclairées, et le plus ordinairement entourées par des mares d'eau croupissante et des monceaux de fumier; l'appartement où se trouve le foyer est un peu vaste, mais les autres ne sont, pour ainsi dire, que des cachots où sont entassés plusieurs lits, et où il existe à peine une petite ouverture pour faire pénétrer l'air et la lumière. L'alimentation est de mauvaise qualité; les vêtements sont mal appropriés aux saisons.

Les maladies qui prédominent dans notre localité sont les suivantes : les affections de poitrine, les rhumatismes, les fièvres intermittentes de tous les types, les fièvres typhoïdes sous toutes les formes, les hydropisies, les scrofules, les ulcères atoniques et variqueux, les engorgements spléniques à l'état de chronicité, etc., etc.

A part les brouillards humides occasionnés par l'Arroux et les grands étangs dont nous avons déjà fait mention, circonstances qui peuvent produire, à certaines époques, quelques cas de fièvres périodiques, on ne découvre nulle part, dans la localité, des principes tranchés de maladies endémiques.

Depuis huit ou dix ans, plusieurs épidémies ont paru dans l'arrondissement : la grippe, en 1837; en 1842, pendant les grandes chaleurs de l'été, une fièvre typhoïde, forme abdominale ou bilieuse; en 1843, retour de la dernière maladie, dans la même saison, plus répandue, plus grave, quoique la température fut moins élevée et plus variable que dans le cours de l'année précédente; en 1841, 1842 et 1843, l'angine épidémique dont nous nous occupons, et qui s'est prolongée jusque fin février 1844, époque où lui succéda une nouvelle invasion de la grippe de 1837; le même hiver de 1844, a vu se produire aussi quelques épidémies partielles de fièvres typhoïdes fort dangereuses.

Nous signalerons également certaines épizooties qui ont régné pendant la même période, telles sont : une péripneumonie grave en 1837 sur les bêtes bovines; la *cocote*, maladie dont les symptômes se déterminaient dans la cavité buccale et aux pieds, et qui atteignit les animaux de toute espèce, en 1840; enfin, en 1841 et 1842, une angine maligne semblable à celle que nous avons observée sur l'homme, et qui fit périr un grand nombre de cochons. Il est à faire remarquer que cette dernière épizootie s'est fait sentir sur une immense surface, et a sévi indifféremment sur les hauteurs et les lieux bas.

En 1839, nous avons eu occasion d'observer un cas remarquable de diphthérite croupale sur un veau de six mois. L'animal était triste, inquiet, sa respiration gênée, sifflante, c'est-à-dire croupale; la guérison eut lieu par suite de l'expulsion d'une concrétion pseudo-membraneuse, ayant une longueur de onze centimètres, à bords déchiquetés, de forme semi-cylindrique et piquetée de points rouges du côté de la face qui regardait la membrane muqueuse. Nous insisterions davantage sur ce fait, si les précieux documents fournis par Ghisi (1749), Murray (1793), Double (1811), etc., etc., n'avaient point fait admettre déjà que les animaux peuvent être affectés, soit sporadiquement, soit épizootiquement, d'une sorte d'angine couenneuse ou membraneuse, qui a la plus parfaite ressemblance avec le croup des enfants.

L'histoire des épidémies nous apprend que déjà la diphthéropathie a régné sous forme épidémique dans l'arrondissement d'Autun, et dans quelques-unes des localités où nous venons de la voir.

Nous trouvons dans le tome LVIIe de l'ancien Journal de médecine, la relation donnée par Regnault, médecin à Saulieu, d'une épidémie d'angine maligne qui régna, en 1782, dans le Morvan, et notamment dans les communes nord et nord-ouest de notre arrondissement. Cette maladie, identique de tous points à notre épidémie, n'a pas été considérée par son historien comme contagieuse.

En 1786, 1787 et 1788, on observa à Autun, et dans tous les pays situés à la proximité du canal de Bourgogne, une fièvre à caractère typhoïde, compliquée d'angine maligne. D'après un mémoire historique fort intéressant, adressé à la société royale de médecine par Guyton, médecin du roi, et que M. le docteur L. M. Guyton, a eu la bienveillance de mettre à notre disposition, cette cruelle maladie fit un nombre effroyable de victimes, principalement parmi les adultes.

En 1799, il parut, dans le canton de Mesvres, communes de Laisy et d'Etang, une épidémie d'angine dite gangréneuse, qui fut très meurtrière pour les jeunes sujets.

En 1809, M. Geoffroy, médecin à la Roche-Millay,

a vu dans cette localité et dans les communes voisines, une angine épidémique parfaitement analogue, dans sa marche et dans ses symptômes, à celle qui s'y est montrée en 1841. Lors de la première invasion, M. Geoffroy n'a pas cru devoir attribuer l'origine, ainsi que la propagation du mal à un principe contagieux. L'observation rigoureuse des faits dans la dernière épidémie, l'engage à persister avec la plus entière conviction, dans cette manière de voir. Cette opinion, d'un praticien exerçant à peu près sur le même terrain que nous, vient militer en faveur de celle que nous professons relativement à la propriété contagieuse que beaucoup de médecins accordent à l'affection diphthéritique : cette question sera discutée par nous à l'article *nature de la maladie.*

Si ces documents historiques démontrent que la diphthéropathie est rare dans l'Autunois, sous forme épidémique, elle est, d'un autre côté, si peu fréquente à l'état sporadique, que l'honorable doyen des médecins d'Autun, feu le docteur Thevenot, n'avait observé, durant près de soixante ans de pratique, que trois cas bien constatés de diphthérite croupale, et que M. Guyton n'en a également observé qu'un pareil nombre pendant une période de trente-cinq ans. Les autres formes de la maladie y étaient à peu près inconnues jusqu'alors.

Une conséquence à tirer de ces faits, c'est qu'il est permis d'espérer que la constitution diphthéropathique, ne trouvant que des conditions négatives de développement dans notre climat, ne sera jamais qu'une constitution éventuelle, et ne deviendra point permanente comme certaines épidémies qui, d'abord stationnaires, ont fini par se transformer en constitutions dominantes ou habituelles. Telle a été l'affection catarrhale de 1801, à Lyon [Ozanam, Hist. des malad. épid., etc., 2.e édit., 1839, t. 1.er, p. 23].

A l'été de 1840, dont la sécheresse fut excessive, succéda un automne remarquable par une température humide et par de grandes vicissitudes atmosphériques, circonstances physiques qui semblent coïncider quelquefois avec le développement ou l'exacerbation des affections populaires. C'est dans ces conditions que l'épidémie diphthéritique apparut dans le canton de Lucenay (communes d'Anost et Roussillon, régions élevées et très boisées). Là, elle affecta particulièrement la forme croupale, ainsi qu'à St.-Prix, où elle ne tarda pas à se propager. Puis, s'avançant toujours dans une direction du nord à l'ouest, suivant rigoureusement les limites des départements de Saône-et-Loire et de la Nièvre, elle vint s'implanter, au mois de septembre 1841, par une température élevée et régulière, dans la commune de la Roche-Millay, où elle se localisa de préférence sur la muqueuse pharyngienne. Prenant alors la direction sud-est, elle envahit successivement les communes de Millay, Poil (novembre 1841), St.-Didier-sur-Arroux (décembre 1841), Thil-sur-Arroux et Charbonnat (juillet 1842), s'étendant de là sur le canton de Toulon-sur-Arroux. Bientôt nous l'avons vue revenant sur ses pas, et par une marche du sud au nord, se faire sentir dans la commune d'Étang (octobre 1842), où elle a duré peu de temps, remplacée qu'elle fut par une épidémie d'*oreillons*. Enfin, après avoir fait un court séjour à La Comelle, après plusieurs recrudescences dans les lieux primitivement affectés, et, en particulier, St.-Didier et Thil-sur-Arroux, elle est allée s'éteindre, sans aucune transition, dans le canton de Mesvres, commune de la Tagnière, laissant intacte celle de St.-Nizier-sur-Arroux, qui se trouvait sur son passage.

Dans le but de mieux faire connaître l'influence des révolutions saisonnières sur la constitution épidémique, nous croyons devoir présenter le tableau suivant :

1841.

Saisons.	Mois.	Malades.	Morts.	Total des malad	Total des morts.
Automne .	Novembre, .	12	2	12	2
	1842.				
Hiver. . .	Décembre, .	10	1	31	7
	Janvier, . . .	12	3		
	Février, . . .	9	3		
Printemps	Mars, ...	2	»	22	3
	Avril, ...	7	»		
	Mai, ...	13	3		
Été. . . .	Juin, ...	22	3	184	17
	Juillet, . . .	113	7		
	Août, ...	49	7		
Automne .	Septembre, .	30	4	75	11
	Octobre, . .	19	2		
	Novembre, .	26	5		
	Total, ...			312	38

1843.

Saison	Mois				
Hiver. . .	Décembre, . .	56	5	95	7
	Janvier, . . .	29	1		
	Février, . . .	10	1		
Printemps	Mars, ...	14	1	74	6
	Avril, ...	22	3		
	Mai, ...	18	2		
Été. . . .	Juin, ...	12	1	28	2
	Juillet, . . .	10	1		
	Août, ...	6	»		
Automne .	Septembre, .	5	1	13	2
	Octobre, . .	»	»		
	Novembre, .	8	1		
	Total, ...			210	17

1844.

Saison	Mois				
Hiver. . .	Décembre, .	6	»	14	»
	Janvier, . . .	4	»		
	Février, . . .	4	»		

Récapitulation.			
	1841, ...	12	2
	1842, ...	312	38
	1843, ...	210	17
	1844, ...	14	»
	Totaux, ...	548	57

Cette statistique confirme cette particularité notée par tous les épidémiographes, nous voulons dire l'irrégularité qu'affectent les épidémies, en général, dans leur marche et le peu d'influence qu'ont les variations de température et les saisons, sur leur intensité.

Ainsi, si nous supposons que l'élément humide ait présidé à son origine dans le Morvan, nous la voyons ensuite se propager, indépendamment de toute révolution atmosphérique, sévir avec le plus de fureur pendant les chaleurs caniculaires de 1842, persister avec une certaine énergie pendant le cours de 1843, année qui a présenté, comme on peut s'en convaincre par nos recherches météorologiques, une humidité constante, et enfin disparaître pendant l'hiver de 1844, le plus humide, le plus variable qu'on ait remarqué depuis longtemps. Si nous admettons que le froid et l'humidité aient eu quelque action sur l'apparition de la maladie, pourquoi a-t-elle grandi avec une température élevée? Pourquoi a-t-elle cessé dans une condition physique très favorable à son développement? Hâtons-nous de le dire, toute explication théorique à ce sujet, deviendrait une vaine spéculation d'esprit; enregistrons les faits, et conservons encore l'énergique *quid divinum* du prince de la médecine, appliqué à tout ce qui concerne le mode d'être des affections épidémiques, jusqu'à ce que les modifications atmosphériques qui président à ces grands fléaux de l'humanité, aient cessé d'être inconnues.

TABLEAU COMPARATIF

DES MALADES ET DES MORTS DANS LES DIFFÉRENTES LOCALITÉS.

Cantons.	Commune .	Populat.	Malad	Morts.	Total des malad.	Total des morts.
St.-Léger-sous-Beuvray.	St.-Didier,	807	292	29	450	50
	Thil-s.-Arr.,	459	77	14		
	Étang, . .	988	68	5		
	La Comelle,	752	12	2		
Mesvres.	Charbonnat,	980	44	3	56	5
	La Tagnière,	887	12	2		
Luzy (Nièvre).	Poil, . . .	730	23	1	42	2
	Millay, . .	628	18	1		
	Roche-Millay	1280	1	»		
				Totaux, ...	548	57

Les résultats que nous offre ce tableau viennent à l'appui d'une doctrine émise depuis des siècles, c'est que les grandes épidémies ne subissent aucune modification sensible des localités, et exercent leurs ravages, quelles que soient les régions qu'elles parcourent.

St.-Didier, où la maladie a atteint le plus de sujets et où elle a fait le plus de victimes, est sans nul doute, de toutes les communes où nous l'avons observée, celle qui offre les plus belles conditions de salubrité.

Thil-sur-Arroux, qui a été le plus maltraité sous le rapport de la mortalité, proportionnellement au nombre des malades, repose sur un sol de même nature à peu près; seulement il est avoisiné par l'Arroux et présente, dans certains endroits limitrophes à cette rivière, des flaques d'eau résultant de ses débordements, et, en outre, quelques marécages.

Etang, qui est traversé par l'Arroux et dont le sol est humide dans beaucoup de points, n'a fourni qu'un petit nombre de malades, et peu de morts.

St.-Nizier, placé entre Charbonnat et Etang, a été épargné, quoique la plus insalubre des communes qui touchent à cette rivière.

On a beaucoup écrit sur l'influence hygiénique des localités, pour expliquer les singulières anomalies des affections populaires; mais tout est encore problématique, et l'observation du lendemain vient quelquefois détruire celle de la veille.

Il est une circonstance cependant, que nous ne devons point passer sous silence, et qui a pu jouer un certain rôle dans cette différence qui existe pour nos diverses localités, dans le nombre de leurs malades et de leurs morts : nous voulons parler de l'exposition plus ou moins grande aux vicissitudes atmosphériques. Ainsi, St.-Didier et Thil sont ouverts aux vents du nord et du sud qui règnent fréquemment, et se sont succédé avec rapidité dans le cours de l'épidémie. Aussi avons-nous pu noter, dans cet espace de temps, des variations de température considérables. Nous pensons que l'agent épixioïque, une fois développé, a dû se faire sentir de préférence dans les lieux les plus exposés aux intempéries, qui prédisposent souverainement aux maladies. Un regard rétrospectif nous indique que déjà plusieurs médecins des temps passés, et entre autres Cortésius (1760), ont attribué la cause de quelques épidémies d'angine maligne à la prédominance ainsi qu'à la brusque succession des vents du nord et du sud.

La Comelle, garantie par une montagne élevée des vents nord et nord-ouest, qui ont semblé importer l'élément morbide, a eu peu de malades. Étang, protégé contre les mêmes vents par des bois et quelques points culminants, s'est trouvé dans la même circonstance. Nous avons remarqué également que l'exposition au nord et à l'ouest avait singulièrement favorisé la maladie. L'insalubrité des habitations, l'accumulation des habitants, une mauvaise hygiène, une santé détériorée antérieurement, n'ont pas été sans quelque influence sur l'envahissement de la maladie et sur sa gravité plus ou moins grande.

Quoique l'épidémie ait régné dans plusieurs parties de l'arrondissement d'Autun, et que, d'après les renseignements qui nous sont parvenus, elle ait partout revêtu le même caractère, cependant, c'est d'après les faits observés par nous-même que nous en traçons l'histoire. Nous ferons remarquer seulement que, dans certaines localités, par des circonstances topographiques, ou dépendantes du génie épidémique, probablement, et qu'il serait difficile de déterminer, la diphthéropathie envahissait tel ou tel organe, telle ou telle région du tissu muqueux, au bénéfice de telle autre, ou bien prenait quelquefois, soit simultanément, soit successivement, toutes ses formes ou variétés.

Il est à noter que l'épidémie a rendu moins fréquentes nos maladies sporadiques. Ainsi, pendant les hivers de 1841 et 1842, on a vu très peu de phlegmasies pulmonaires, affections dominantes dans nos contrées pendant les saisons froides. Il est vrai que pendant l'été de 1843, elle a régné concurremment avec une fièvre typhoïde (forme bilioso-pétéchiale), peu grave du reste, mais qui a atteint peut-être le quart de la population rurale.

Nous avons déjà eu occasion de dire qu'elle avait disparu au moment de la récidive, dans notre arrondissement, de la grippe, qui, simple affection catarrhale au début, prit bientôt le caractère de pneumonie typhoïde.

DESCRIPTION GÉNÉRALE.

Nous attachons une certaine importance à l'expression *diphthéropathie* (διφθερα membrane et πάθος maladie), que nous introduisons dans la science. Ce mot, qui n'est qu'une modification de la dénomination déjà si heureuse, donnée à la maladie, par le savant auteur des *Inflammations spéciales du Tissu muqueux* [Bretonneau, Paris, 1826, in-8.°], ce mot, disons-nous, nous paraît convenir en tant qu'il s'appliquera à l'affection pseudo-membraneuse, en général, n'importe son siége. Conservant l'expression *diphthérite*, à laquelle nous ajouterons, pour simplifier notre description, soit le nom de l'organe affecté, soit celui de la région du tissu atteint, nous dirons, à l'imitation de l'auteur ci-dessus désigné : diphthérite cutanée, diphthérite buccale, pharyngienne, etc., etc.

Étant démontré aujourd'hui que la diphthéropathie a partout les mêmes traits, soit qu'on l'observe à la peau, soit qu'on l'étudie sur la membrane muqueuse, cette maladie doit constituer désormais une individualité nosologique, et prendre définitivement place parmi les inflammations spécifiques.

Avant d'entrer en matière, nous croyons qu'il ne sera pas superflu d'indiquer dans quel ordre de fréquence l'épidémie a frappé les organes sur lesquels elle s'est développée, en un mot, quelles sont les parties qu'elle a semblé affectionner plus particulièrement.

		Malades	Morts
Diphthérite. *(Isolément.)*	Pharyngienne, . . .	461	40
	Cutanée, ...	32	3
	Laryngo-trachéale, . . *(croup primitif).*	12	4
	Buccale, ...	9	»
Diphthérite. *(Simultanément.)*	Pharyngo-cutanée, . .	28	7
	Laryngo-cutanée, . .	3	1
	Pharyngo-laryngienne, *(croup consécutif ou angine diphthéritique de M. Bretonneau).*	3	2
	Total, ...	548	57

D'après le cadre que nous venons de tracer, une exposition de la maladie, pour être complète, devrait la comprendre, suivie partout où nous l'avons vue, devrait reproduire ses modifications d'aspect suivant les organes, et enfin présenter le tableau des phases pathologiques et thérapeutiques qu'elle a subies aux différentes époques : les devoirs rigoureux de notre profession nous défendent d'entreprendre une œuvre d'aussi longue haleine. Nous nous contenterons d'insister sur la diphthérite pharyngienne, qui, par sa prédominance, a paru établir notre constitution épidémique.

Quoique la diphthérite buccale, l'angine couenneuse, le croup, etc., soient d'une nature identique; quoique ces maladies puissent exister réunies dans le cours de la même épidémie, comme dans la nôtre, par exemple, des faits nombreux démontrent qu'elles peuvent se produire isolément, sans aucune tendance de propagation d'un tissu à l'autre; comme, en outre, elles occupent des organes différents, troublent des fonctions distinctes et s'annoncent par des symptômes particuliers, elles peuvent être décrites séparément.

I

DIPHTHÉRITE PHARYNGIENNE

ÉPIDÉMIQUE.

(Angine maligne, angine gangréneuse, angine couenneuse ou pseudo-membraneuse, angine diphthéritique.)

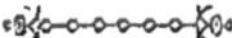

Cette maladie n'ayant point offert la même gravité chez tous les sujets qui en ont été atteints, nous reconnaîtrons dans sa marche et la violence de ses symptômes, trois degrés bien distincts :

1.° Au premier degré, l'appareil pathologique se bornait quelquefois à un peu d'embarras à la gorge, à peine accompagné de difficulté de déglutition. Le plus ordinairement, à ces premiers symptômes, s'ajoutait une douleur plus vive au pharynx; les mouvements du cou étaient gênés; il y avait du torticolis. Les ganglions cervicaux et sous-maxillaires ne tardaient point à s'engorger; la face devenait colorée, bouffie, avec injection et larmoiement des yeux. En examinant le fond de la cavité buccale, on voyait toutes ou presque toutes les parties qui constituent les fosses gutturales, d'un rouge vif, rosé, chez les enfants, plus foncé, brunâtre, chez les adultes. Il y avait gonflement plus prononcé, en raison inverse de l'âge, de l'une des deux amygdales, plus rarement des deux; presque toujours la luette était tuméfiée et pendante; assez habituellement il y avait du coryza; souvent la fièvre était nulle ou peu sensible, et les jeunes sujets pouvaient continuer à jouer comme à l'ordinaire; à peine, parfois, observait-on un peu d'abattement. Chez quelques malades, au contraire, les phénomènes généraux étaient ou primitifs, ou très intenses dès le début du mal, et faisaient présager alors un sommum de gravité.

A cette période, la maladie convenablement traitée durait, dans certains cas, plusieurs jours, et se terminait dans d'autres au bout de quelques heures.

2.° Lorsque la maladie passait à un degré plus avancé, commençant souvent dès le jour même de l'invasion, et quelquefois peu d'heures après, cette transition était annoncée par un état fort remarquable, et qui n'a point jusqu'ici, suffisamment attiré l'attention des praticiens, ce que l'on peut expliquer, du reste, par la rapidité de la période de début qui souvent est si courte que le médecin en est rarement témoin. Nous avons constamment observé sur les parties qui allaient devenir le siége de l'exsudation pseudo-membraneuse, une nouvelle coloration transparente, comme œdémateuse et comparable à la teinte d'un morceau de chair blanchi par le contact de l'eau bouillante. Bientôt alors on voyait apparaître sur les amygdales, la luette, le voile du palais, la face postérieure du pharynx, etc., etc., isolément, simultanément ou progressivement, de petits points vésiculeux (*éruption diphthétitique*), formés par des soulèvements partiels de l'épithélium, luisants, blanchâtres, qui, d'abord séparés, ne tardaient pas ordinairement à se réunir, à se confondre, puis se transformaient en plaques d'un aspect lardacé, lisses, blanchâtres, jaunâtres ou brunâtres, irrégulièrement circonscrites, plus saillantes au centre et amincies à leurs bords. Parfois les plaques primitives restaient isolées, et semblaient reposer sur une surface déprimée. Cette variété de forme qui n'a point encore été notée, a été vue par nous, principalement sur les tonsilles, qui présentaient alors une apparence toute particulière. A côté des points diphthéritiques déprimés, ces organes conservaient leur tuméfaction et leur rougeur, et leur surface devenait comme anfractueuse.

Tantôt la luette était envahie d'un seul côté et courbée du côté malade, en forme de crochet; tantôt, comme l'a déjà relaté M. Guersant [*Dict. de Méd.* en 25 vol., 2.e édit., Paris, 1833, t. III, art. angine couenneuse, p. 117], elle était enveloppée en entier, comme dans un petit doigt de gant.

Avec l'apparition des fausses membranes, l'engorgement glandulaire augmentait considérablement, surtout du côté où l'amygdale était plus développée, et les pellicules plus nombreuses et plus épaisses. La déglutition était plus difficile, mais plutôt en raison du volume des ganglions lymphatiques, que du gonflement des amygdales et de l'étendue de l'exsudation couenneuse, et jamais douloureuse, proportionnellement à la gêne qui devait exister, caractère qui établit une ligne de démarcation bien tranchée entre la diphthérite pharyngienne et les angines simples. La voix s'altérait, devenait nasonnée; la toux était rare ou manquait complètement; il y avait enchifrènement et écoulement par les narines d'un liquide séreux; le malade salivait abondamment et rendait un fluide demi-transparent parsemé de grosses bulles, filant comme du blanc d'œuf et manifestement albumineux; souvent les liquides étaient repoussés et rejetés par les fosses nasales, la bouche exhalait une odeur *sui generis*, comparée par M. Guersant [*loc. cit.*, p. 122], à celle de la carie des dents, moins sensible chez l'enfant; torticolis très douloureux.

Aux signes locaux pathognomoniques que nous venons d'exposer, se joignaient des symptômes généraux dépendant de la lésion sympathique ou directe de plusieurs autres appareils, tels que : bouffissure plus considérable, mais coloration moins vive de la face; réaction fébrile plus ou moins intense, suivant l'âge et la force des sujets, suivant les circonstances hygiéniques plus ou moins favorables au milieu desquelles ils avaient été atteints par la maladie; en général le pouls était fréquent, presque toujours petit et serré, même chez les individus bien constitués, ce qui est encore un des cachets de la diphthérite épidémique; céphalalgie plus ou moins prononcée;

langue gonflée, couverte d'un enduit muqueux, épais et jaunâtre; assez fréquemment, nausées et vomissements; quelquefois, abcès flegmoneux, se formant à la base de la mâchoire inférieure, dans le voisinage des ganglions lymphatiques, ou dans leur tissu propre. Nous remarquions souvent aussi, sur diverses parties du corps, des plaques diphthéritiques, notamment sur les lèvres, autour des ailes du nez, derrière les oreilles, au pourtour de l'anus, de la vulve, des mamelons, sur la verge, les mains et les vésicatoires que portaient les malades.

Quand la maladie devait se terminer favorablement, l'extension des fausses membranes cessait; elles se circonscrivaient alors d'un cercle rouge, se boursoufflaient, se décollaient, et, se détachant par lambeaux, laissaient suinter quelques gouttelettes de sang, puis étaient rendues par les malades avec une salive écumeuse, gluante et d'une odeur nauséeuse. Ces pellicules pouvaient se renouveler plusieurs fois dans un court espace de temps, et l'on était souvent étonné de la quantité prodigieuse de débris expulsés dans certains cas. Celles de seconde ou de troisième formation étaient plus blanches, plus minces, plus transparentes que les premières; enfin elles cessaient de se reproduire après leur exfoliation; ou bien, suivant la remarque de M. Guersant [*loc. cit.*, p. 118], au lieu de se soulever, les concrétions primitives adhéraient fortement au corps muqueux, toujours recouvertes de l'épithélium, paraissaient être résorbées, couche par couche, s'user en quelque sorte, et, bientôt transparentes comme la gaze, laissaient voir sous elles la membrane muqueuse, ordinairement d'une teinte rouge, moins vive que celle des parties voisines qui n'avaient point été envahies par l'enduit membraneux. Nous ajouterons que lorsque l'exsudation couenneuse affectait cette disposition, que nous appellerons *état couenneux*, elle n'avait nulle tendance à se renouveler ou à se propager, et que, bien que l'action des topiques fût plus lente dans cette circonstance que dans la première, mentionnée plus haut, c'était néanmoins, une condition infaillible de guérison.

Après la chute des concrétions diphthéritiques, on pouvait voir les amygdales plus ou moins rétractées sur elles-mêmes, et quelquefois tellement resserrées, qu'on les apercevait à peine entre les piliers du palais. Si la luette avait été enveloppée en totalité par la fausse membrane, elle était uniformément rapetissée, et son volume souvent diminué des trois quarts; si elle n'avait été recouverte que d'un seul côté par une plaque couenneuse, elle restait pendant un certain temps recourbée en forme de crochet de ce même côté. Le bord du voile du palais paraissait aussi, dans quelques cas, comme échancré, et avoir perdu une portion de son tissu. Ce n'était pourtant qu'une illusion, car, après un examen attentif, on ne trouvait aucune trace de cicatrices ni de perte de substance.

Cette rétraction des tissus tient manifestement, nous le dirons avec M. Roche [*Dict. de Méd. et de Chirurg. prat.*, Paris, 1829, t. II, art. angine couenneuse, p. 551], à la déperdition du fluide sanguin qui a fourni les matériaux pour la formation des concrétions pelliculaires. Nous donnerons pour preuve de cette assertion, et la coloration moins foncée, et la dépression des surfaces que revêtent les pseudo-membranes.

Nous avons trouvé quelquefois aussi, après l'exfoliation, de petits foyers purulents dans l'intérieur des tonsilles; d'autres fois ces glandes sont demeurées à l'état d'induration squirrheuse qui en a exigé l'ablation.

A mesure que la résolution de la maladie s'opérait dans le pharynx, les ganglions lymphatiques diminuaient de volume et cessaient d'être douloureux; il y avait diminution, puis cessation complète de tous les phénomènes généraux; enfin, après une durée variable de six à douze jours, s'établissait la convalescence, difficilement, lentement, remarquable par un état de langueur qui persistait longtemps, par une pâleur singulière de la face, et souvent par des éruptions pustuleuses (*Ecthyma luridum*) sur les membres, à la face, etc. Souvent la voix restait nasonnée pendant un certain temps; souvent aussi les liquides, quelquefois les aliments, étaient rejetés par les narines; les rechutes étaient très communes.

3.° Enfin, le mal s'aggravait et pouvait atteindre, son plus haut degré d'intensité, quelquefois dans l'espace de trente-six à quarante-huit heures. Les amygdales devenaient énormes, au point de se toucher et de former avec la luette, très volumineuse elle-même, un obstacle mécanique à l'introduction des liquides, ainsi qu'au passage de l'air. Les plaques membraneuses prenaient de l'épaisseur, étaient très adhérentes, d'un jaune mat, grisâtres ou brunâtres, et envahissaient toute la cavité gutturale, les fosses nasales et très souvent la voûte palatine; tuméfaction considérable des ganglions cervicaux et sous maxillaires, s'étendant parfois jusqu'aux régions claviculaires, plus prononcée surtout à la base de la mâchoire inférieure, ce qui donnait aux malades une physionomie particulière; respiration laborieuse, et accompagnée d'un râle guttural plus ou moins bruyant; toux peu fréquente, et n'ayant lieu qu'au moment de l'introduction des boissons qui, par la difficulté de la déglutition, restaient en contact avec l'ouverture glottique; voix ordinairement éteinte; écoulement par les narines d'un fluide sanieux et fétide; hémorrhagies nasales fréquentes et parfois abondantes, de manière à exiger des moyens hémostatiques; bouche toujours ouverte et exhalant une odeur gangréneuse; expuition d'une matière visqueuse, puriforme, mêlée de flocons couenneux, souvent noirâtres, et offrant alors tout-à-fait la couleur et l'aspect de la gangrène; lèvres saignantes et recouvertes de croûtes brunâtres; bouffissure plus grande de la face; lividité remarquable du teint, phénomène qui tient à l'obstacle que la gêne de la respiration oppose au retour du sang, et à son accumulation dans le système veineux; céphalalgie continuelle, forte surtout aux régions sus-orbitaires et auriculaires; expression d'abattement et de langueur, mais jamais altération profonde des traits; constipation persistante ou remplacée par une diarrhée infecte; fièvre avec paroxismes irréguliers. Les plaques cutanées qui existaient dès le deuxième degré de la maladie, comme celles qui survenaient alors, brunissaient et répandaient une odeur fétide. Bientôt le pouls devenait filiforme et perdait sa régularité; les extrémités se refroidissaient et se couvraient d'une sueur visqueuse; il y avait somnolence chez les enfants, agitation et anxiété chez les sujets d'un âge plus avancé. Enfin, les malades, après avoir présenté cette pâleur de la face que Laennec appelle un phénomène semi-cadavérique [*Traité de l'auscultation méd.* 4.e édit. Paris 1837, t. I, p. 388], et sans éprouver aucun désordre dans les fonctions intellectuelles, succombaient, en proie à tous les accidents d'une véritable asphyxie.

La maladie marchait quelquefois très rapidement vers une terminaison funeste, surtout lorsqu'il s'agissait de sujets cachectiques chez lesquels les pseudo-membranes présentaient, dès le début, une coloration brunâtre. Le plus communément la mort ne survenait que du septième au dixième jour.

Les organes de la respiration ont été rarement envahis par l'inflammation diphthéritique, dans le cours de l'épidémie, et d'une manière tout exceptionnelle. L'extension de l'exsudation pelliculaire donnait lieu, alors, aux symptômes principaux du croup.

Il est un mode de terminaison de l'*angine membraneuse*, sur lequel M. Guersant [*ouvrage cité*, p. 119] a beaucoup insisté, et que nous avons constaté plus d'une fois. Au moment où cette affection était en voie de guérison, au moment où la convalescence semblait s'établir, les malades étaient pris d'une broncho-pneumonie consécutive, ordinairement double. L'invasion de cette redoutable complication était assez insidieuse, et les symptômes qui surgissaient toujours peu tranchés. Nous observions, dans ce cas, une toux peu fréquente, nullement sèche ni gutturale, et avec aphonie, comme dans la diphthérite croupale. Il y avait expectoration de crachats à peine rouillés, peu aérés, et contenant quelques stries sanguinolentes. La percussion et l'auscultation donnaient tous les signes d'un engouement pulmonaire plus ou moins prononcé ; il existait une fièvre intense avec redoublements irréguliers ; habituellement la respiration paraissait moins gênée que dans la péripneumonie ordinaire. Nous avons toujours vu cette complication devenir mortelle. [*Observ.* V.]

La scarlatine et la rougeole ont quelquefois accompagné la maladie, mais seulement dans les communes de Poil et de Millay, canton de Luzy. Ces exanthèmes cutanés imprimaient à l'affection principale un caractère plus grave.

Nous aurions désiré, pour compléter cette description, la présenter avec une condition scientifique essentielle, c'est-à-dire l'examen des cadavres. Malheureusement nous avons eu pour obstacle les préjugés qui, dans nos campagnes, s'opposent encore aux nécropsies. Cette lacune est d'une faible importance, néanmoins, quand on considère les recherches d'anatomie pathologique dont M. Bretonneau a parsemé ses mémoires sur la diphthérite, recherches si précises et si complètes, qu'il serait bien difficile, à notre avis, d'y ajouter de nouveaux faits dignes de quelque intérêt.

A quelle forme d'angine pseudo-membraneuse peut-on rapporter notre épidémie ?

Commençons par indiquer, le plus succinctement possible, les variétés d'angines couenneuses admises par M. Bretonneau et adoptées par les écrivains plus modernes; puis nous chercherons à faire ressortir les points de contact qui pourront exister entre la maladie que nous décrivons, et les espèces reconnues dans la science.

1.° *L'angine couenneuse commune.* Elle se montre hors les temps d'épidémie, et n'a aucune tendance à se propager de la cavité gutturale où elle se développe, vers les organes plus profondément situés. Elle est rare, généralement bénigne et de courte durée. Nous proposons de lui donner la dénomination de DIPHTHÉRITE PHARYNGIENNE SPORADIQUE.

2.° *L'angine couenneuse scarlatineuse ou de Fothergill.* Cette variété, plus grave que la première, se manifeste ordinairement pendant les épidémies de scarlatine; elle ne se propage pas non plus aux voies aériennes. Ce trait de ressemblance n'est pas le seul qui rapproche ces deux maladies : nous sommes porté à les considérer comme identiques, car elles ne diffèrent entre elles que par la circonstance épidémique qui imprime aux maladies sporadiques, en général, une intensité plus grande, et par la circonstance de l'affection exanthémateuse qui produit, dans tout l'organisme, une modification particulière, sous l'influence de laquelle l'inflammation pelliculaire prend un développement plus considérable. Soutenir une opinion contraire, serait prétendre que la fièvre typhoïde commune, le choléra sporadique, etc., etc., sont des maladies étrangères à la fièvre typhoïde épidémique, au choléra épidémique, etc., etc., parce que ces dernières présenteraient une gravité insolite.

Il nous semble donc qu'il vaudrait mieux peut-être désigner l'angine couenneuse scarlatineuse, sous le nom de *diphthérite pharyngienne épidémique*, d'abord, par la raison que plusieurs sortes d'angines très différentes se rencontrent avec la scarlatine [Planchon, *Journal de Vandermonde*]; puis, parce qu'elle accompagne souvent la rougeole et la variole, et en dernier lieu, parce qu'elle peut régner avec tous les caractères qui lui ont été attribués par les auteurs, à l'état épidémique, et indépendamment d'aucune fièvre éruptive, comme dans nos contrées.

3.° *L'angine diphthéritique.* Elle serait différente des deux premières par sa disposition à envahir les canaux aériens.

Si, d'après les observations de M. Bretonneau lui-même, si d'après l'opinion formellement exprimée de l'auteur de l'article Croup [*ouvrage cité*, 1835, t. IX, p. 349], l'angine diphthéritique n'est rien autre chose que le croup, qui, dans presque tous les cas, débute par le pharynx, pourquoi l'assimiler à deux maladies dont tous les phénomènes se passent dans la cavité gutturale? pourquoi lui avoir imposé et lui conserver encore une dénomination impropre à indiquer son véritable siége? En conséquence, nous pensons qu'il serait plus convenable de la nommer *diphthérite croupale*, ou *pharyngo-laryngienne*, attendu, nous le répétons, que l'apparition de l'exsudation pelliculaire dans l'arrière-gorge n'est, le plus habituellement, que la période d'invasion du croup.

Nous n'aurons pas besoin, nous le croyons, de reproduire textuellement les descriptions scolastiques pour arriver à classer notre angine épidémique, et démontrer qu'elle appartient incontestablement à la deuxième variété.

Mais, nous le disons, avec l'autorité que nous invoquons si souvent dans la grande question qui nous occupe [M. Guersant, *loc. cit.*, p. 125], si l'on admet dans ces maladies, des variétés quelquefois très distinctes, il est impossible de ne pas reconnaître que les différences qui les constituent, s'affaiblissent par des nuances intermédiaires, quelquefois imperceptibles, à tel point que les démarcations nosologiques deviennent presque nulles entre les diverses formes d'angines pseudo-membraneuses, comme elles le sont souvent dans la variole, par exemple, et dans beaucoup d'autres maladies.

Nous avons pu observer, dans le cours de la même épidémie, grand nombre de cas ayant tout-à-fait la physionomie de la diphthérite pharyngienne sporadique; d'autres cas non moins nombreux, présentant tout l'aspect de la maladie de Fothergill, abstraction faite de la scarlatine; maintes fois, enfin, nous avons vu la diphthérite croupale, ou débuter par le pharynx, ou se terminer par cet organe.

Ainsi, quoique la même cause ait déterminé les nuances diverses de la diphthéropathie, nous faudra-t-il, suivant les auteurs, les considérer comme autant de maladies distinctes? Nous sommes porté à penser que, dans le cas présent, et, en général, dans toutes les épidémies du même genre, le siége du mal et ses complications, peuvent seuls établir la ligne de séparation, si on peut en admettre, entre les angines dites pseudo-membraneuses.

CAUSES PRÉSUMÉES DE L'ÉPIDÉMIE.

Pourrons-nous découvrir dans les conditions de climat des cantons où elle a régné, dans l'état hygiénique de leur population, ses causes déterminantes? D'après les considérations générales que nous avons posées à l'article des documents historiques, la réponse doit être négative. Trouverons-nous ces causes dans certaines modifications de l'atmosphère? Mais nous sommes forcé d'avouer que toutes nos recherches hygrométriques, thermométriques et barométriques ne nous ont pas mieux rendu compte de l'apparition, de l'accroissement et de l'extinction de l'épidémie.

Considérerons-nous avec M. Bretonneau [*loc. cit.*, p. 83 et suiv.] et M. le professeur Trousseau [*Archiv. génér. de Méd.*, t. XXI], la contagion comme jouant le principale rôle dans la propagation de la diphthérite pharyngienne? Cette opinion déjà admise, du reste, par quelques écrivains du XVII.e siècle [Lassis, *Malad. épid.*, Paris, 1785, t. II, p. 158 et suiv.; Ozanam, *ouvr. cité*, t. III], cette opinion, disons-nous, semblerait, *à priori*, offrir une certaine somme de probabilités, et lever les doutes attachés à la question du développement de l'épidémie dont il s'agit ici. Nous-même, avant d'avoir été spectateur de cette maladie, nous avions adopté la théorie généralement reçue : mais aujourd'hui, que nous avons pu vérifier tous les faits présentés à l'appui de cette manière de voir, nous osons lui refuser cette propriété qu'on lui attribue trop facilement, à moins qu'elle ne soit compliquée de la rougeole, de la scarlatine ou de la variole, qui lui font alors subir les conséquences de leur nature essentiellement contagieuse, mais d'une manière en quelque sorte accessoire. La contagion, d'ailleurs, ne rendrait compte que de sa propagation, et nullement de son origine, de sa cause primitive. Nous reviendrons bientôt sur cet important sujet.

A notre avis, la diphthérite pharyngienne a dû puiser son principe dans un agent occulte, dans son essence, mais déterminant toujours la phlegmasie pelliculaire, semblable par ses effets à certaines substances chimiques, les mercuriaux, le chlore, l'ammoniaque, les caustiques acides, la teinture éthérée de cantharides, etc., etc., qui produisent le même état pathologique. — Les réactifs qui démontrent la présence de ces différents corps, ne pourraint-ils pas aider à découvrir dans l'atmosphère, la nature de l'agent épidémique? — Nous en appelons à l'expérience.

Un mot sur la nature de la diphthérite pharyngienne épidémique.

Depuis les travaux de S. Bard qui proclama l'identité de l'angine dite gangréneuse et du croup [New-Yorck, 1771]; depuis les recherches plus récentes de MM. Bretonneau, Guersant, Deslandes [*Journal des prog. des scienc. et instit. méd.* t. I.er, p. 102, 1827], etc., il n'est plus permis de regarder l'angine couenneuse comme une maladie gangréneuse. Ces habiles observateurs, notamment les derniers, ont démontré d'une manière irréfragable que l'on avait commis une grosse erreur en prenant les productions pseudo-membraneuses de la gorge pour des eschares; que l'odeur fétide de la bouche ne tient qu'à la décomposition putride des concrétions pelliculaires, sous l'influence de la chaleur et de l'humidité; que les colorations diverses des fausses membranes sont dues au sang exhalé par les surfaces phlogosées, lequel sang s'altère par le concours des mêmes conditions que les plaques couenneuses elles-mêmes, et leur communique l'aspect gangréneux qui les caractérise. Ils ont prouvé jusqu'à l'évidence, que la diphthérite pharyngienne étant de même nature que le croup, qui a toujours été considéré comme une inflammation, même par Home, son premier historien, on ne devait plus la classer parmi les affections gangréneuses.

M. Guersant admet cependant [*loca citata*, p. 135] un fait que nous avons eu occasion de vérifier chez une jeune femme nouvellement accouchée, c'est que la véritable gangrène peut se rencontrer avec l'exsudation pelliculaire, mais rarement et accidentellement, dans certains cas spéciaux, quand il s'agit de sujets dont la constitution est mauvaise ou profondément débilitée, et surtout dans les épidémies de rougeole, de scarlatine ou de variole compliquées d'angine maligne, alors que ces fièvres éruptives déterminent dans l'économie un état particulier qui, d'après l'expérience, prédispose éminemment au sphacèle. Dans ces circonstances, il y a toujours perte de substances et traces évidentes des ulcérations qui ont succédé à la chute des eschares. Le sujet de notre observation nous présenta, après l'exfoliation des fausses membranes, une gangrène partielle de l'amygdale gauche avec une ulcération de mauvais caractère.

Le même auteur ajoute [p. 135] que, s'il est incontestable que la gangrène s'observe quelquefois dans le pharynx, ce n'est que comme terminaison de l'angine inflammatoire, ou complication de ses variétés. Il ne pense pas, en conséquence, que dans l'état actuel de la science, on puisse reconnaître encore une angine gangréneuse, comme espèce distincte, ayant des caractères différents de toutes les autres, et une marche qui lui soit propre. M. Monneret et de Laberge [*Compendium de Méd. prat.*] en ont appelé de ce jugement, et font figurer de nouveau, dans leurs cadres nosologiques, une angine primitivement gangréneuse de sa nature. Cependant, à l'état épidémique, on n'en trouve aucune relation authentique dans les ouvrages, et la plupart des observations isolées d'angine gangréneuse [Guersant, *Dict. de Méd.*, 1.re édit., p. 379 ; — MM. Barthez et Rilliet, *Mém. sur quelques points de l'Hist. des ang. et des gangr. du pharynx chez l'enfant*, 1842], nous montrent là maladie locale des fosses gutturales se rattachant toujours à un état morbide des organes de la respiration, ou du tube gastro-intestinal, avec forme typhoïde, dont elle n'est qu'un des symptômes.

Citons ici deux faits intéressants que M. le docteur Guyton a bien voulu nous communiquer : nous aurons à examiner si les conséquences qu'en tire l'honorable médecin d'Autun, conformes, du reste, à la manière de voir des rédacteurs du *Compendium*, ne peuvent pas être rattachées au principe émis par M. Guersant.

« A huit heures du matin, dit-il, je partais pour » la campagne, lorsque je fus arrêté, au sortir de la » ville, par le sieur Chifflot, tonnelier, pour voir ses » deux fils qui étaient tombés malades le matin

» même. L'un avait environ huit ans et l'autre six; » je reconnus chez tous les deux une angine tonsillaire commençante; rougeur du voile et les piliers du palais; légère tuméfaction des amygdales; » déglutition difficile; fièvre modérée; visage naturel; » intégrité des fonctions intellectuelles; en un mot, » absence complète de tout symptôme grave.

» A cinq heures du soir, heure de mon retour, je » m'arrêtai de nouveau chez le sieur Chifflot et je » trouvai l'aîné des fils mort et le plus jeune à l'agonie; il mourut une demi-heure après mon arrivée. Tous les deux avaient l'arrière-bouche entièrement sphacelée.

» Il est impossible de méconnaître, dans ces deux » cas, l'existence d'une angine gangréneuse dans » toute la force du terme. Si la maladie n'avait pas » été telle dans sa nature intime, dans son essence » propre, elle n'eût pas marché avec cette rapidité » et sans avoir été précédée d'antécédents qui annonçassent le début d'une affection aussi grave. Eh » bien! il est certain que les deux enfants jouissaient » la veille d'une parfaite santé. »

M. le docteur Guyton nous permettra de ne pas adopter, sans restriction, les corollaires qu'il veut bien déduire du fait qui vient d'être relaté. En effet, que l'on consulte les auteurs qui ont écrit sur la gangrène, qui se développe sur la muqueuse de l'appareil digestif, entre autres MM. Baron [*Mém. sur une affect. gangr. de la bouche*, *Bulletins de la faculté*, 1816], Isnard [*Dissert. sur une affect. gangr. particul. aux enfants*, Paris, 1818], Billard [*Traité des malad. des enfants*, Paris, 3.e édit., 1839], Guersant, etc., etc.;

et l'observation qui nous est propre, consignée à la fin de cet ouvrage, et il sera facile de se convaincre que cette maladie, en tant qu'elle est primitivement gangréneuse, n'est ni précédée, ni accompagnée d'une inflammation franche comme dans le cas actuel ; qu'elle n'attaque habituellement que des sujets cachectiques ou valétudinaires dépourvus de toute énergie vitale, et ne détermine jamais, comme chez les enfants Chifflot, une réaction générale aussi prononcée. La gangrène ou charbon des voies digestives, si rare au pharynx, que nous sommes disposé à en nier l'existence, se dévoile dès le début par des traits pathognomoniques, l'affaissement et la stupeur : comme la pustule maligne, elle est plutôt suivie de l'état inflammatoire que précédée par lui.

Nous ne pouvons donc trouver dans l'observation précitée, et caractérisée par les symptômes locaux et généraux les plus tranchés de l'angine ordinaire, qu'une phlegmasie ayant eu, par *excès de stimulus*, la gangrène pour terminaison.

Suivant nous, et nous nous servons des propres expressions de M. Guyton, si la maladie eût été, dès le début, gangréneuse dans sa nature intime, dans son essence propre, elle n'eût pas marché avec cette rapidité et sans avoir été précédée des phénomènes précurseurs qui annoncent communément l'invasion du sphacèle proprement dit : nous en attestons les auteurs désignés, Billard surtout ; et cependant les deux sujets de l'observation jouissaient la veille de la santé la plus parfaite.

Notre honoré confrère voudra bien excuser cette contradiction en faveur de l'importance des conséquences pratiques, qui doivent découler de la théorie dans cette question. En effet, si l'on considère le cas des enfants Chifflot et ses analogues, comme une angine primitivement gangréneuse, l'indication de l'emploi des toniques surgit forcément, et dans la circonstance, cette médication ne pourrait avoir, suivant nous, que les plus funestes résultats. Si, au contraire, on ne voit là, comme nous, qu'une phlegmasie menaçant, par la violence même de l'irritation, de se terminer par la gangrène, un des modes de terminaison de toute inflammation, on aura nécessairement recours aux antiphlogistiques les plus actifs, seule barrière efficace à opposer à cette fatale tendance de la maladie.

Voici l'autre fait, qui appartient à Gagnard, ancien chirurgien de l'hôpital d'Autun.

Cet homme de l'art fut appelé à Vaumartin, près Montcenis, pour une famille atteinte d'angine. Sur sept personnes frappées le même jour et presque à la même heure, six périrent dans les vingt-quatre heures, ayant la gorge entièrement sphacelée; le septième survécut : celui-ci n'offrit que les symptômes de l'angine *aphtheuse avec fausse membrane ou couenne.*

Comme ce cas ne repose que sur le souvenir, M. Guyton ne peut en garantir l'exactitude : nous nous abstiendrons donc de le commenter; cependant, nous sommes porté à regarder ce fait comme appartenant à la diphthérite pharyngienne, ou mieux pharyngo-laryngienne, avec la forme adynamique, dont nous avons tracé ailleurs les caractères. Nous fondons cette opinion sur l'existence des fausses membranes reconnues par l'observateur, seulement chez le sujet qui a été sauvé, par cela même qu'elles n'offraient point cette coloration brunâtre qui simule si bien l'aspect d'une véritable gangrène, et qui a pu entraîner une erreur de diagnostic à l'égard des malades qui ont succombé, erreur très commune, du reste, jusque dans ces derniers temps.

Personne, aujourd'hui, ne peut révoquer en doute la nature inflammatoire de la diphthérite pharyngienne épidémique; seulement, nous dirons avec beaucoup de médecins, et M. Bretonneau à leur tête, que c'est une inflammation spécifique, c'est-à-dire offrant des caractères particuliers, qui ne sont pas ceux de l'inflammation ordinaire, et que l'existence des fausses membranes, qui en constitue le symptôme essentiel, est dû plutôt au génie spécial de la maladie qu'à son intensité.

Mais l'exsudation pelliculaire n'est pas l'unique trait de dissemblance qui existe entre l'angine simple et la diphthérite pharyngienne. Cette dernière n'est point une affection purement locale, comme la première, mais elle se trouve manifestement liée à un état morbide de toute l'économie. Cette opinion, du reste, a été professée par l'illustre Pinel [*Nosographie phys.*, t. II, p. 256, 1818], soutenue par M. Deslandes [*loc. cit.*, 1827, t. I.er], etc., etc. Nous trouverons la preuve de cette proposition dans la nature miasmatique ou épidémique de la maladie; dans la rapidité de sa marche; sa gravité si peu en rapport, le plus souvent, avec la faible acuité des phénomènes inflammatoires locaux qui l'accompagnent; dans cette disposition si remarquable des ulcérations cutanées à prendre, dans son cours, le caractère diphthéritique et même gangréneux, comme dans les affections typhoïdes; nous trouvons cette preuve enfin, dans la difficulté et la longueur de la convalescence, indice ordinaire d'une atteinte profonde de tout l'organisme. Toutes ces circonstances, ce nous semble, suffisent pour la séparer à jamais de la phlegmasie gutturale commune.

La diphthérite pharyngienne est-elle contagieuse?

On s'est fondé, pour prouver sa transmission immédiate et directe :

1.° Sur ce qu'elle peut se manifester à la fois sur plusieurs membres d'une même famille; mais ce fait, que nous avons constaté assez fréquemment, ne s'observe-t-il pas également dans certaines épidémies généralement considérées comme non contagieuses? Ici, comme dans la diphthérite, cette invasion coïncidente est-elle autre chose que le résultat d'une simple analogie d'organisation et des mêmes dispositions des individus placés dans des circonstances hygiéniques semblables, et pouvant subir, dès lors, les mêmes influences morbifiques?..... D'un autre côté, l'atteinte simultanée de la maladie chez plusieurs sujets appartenant à la même famille, n'est point la règle habituelle : nous l'avons observée tout aussi souvent n'attaquant, sous le même toit, un certain nombre de malades, qu'à des intervalles plus ou moins éloignés, le plus ordinairement à chaque recrudescence de l'épidémie, c'est-à-dire toutes les fois que l'agent épixioïque, devenu plus actif sous une influence quelconque, trouvait à s'exercer de nouveau et de préférence sur les mêmes idiosyncrasies. Voudrait-on, pour expliquer ce fait, admettre, par hasard, que le principe contagieux eût six mois, un an et plus d'incubation, avant de se développer?.... Cette explication, qui est contre toute vraisemblance, n'a pas besoin d'être réfutée.

2.° On a prétendu aussi que c'était par une transmission directe et immédiate que l'on devait attribuer divers exemples, de communication dans lesquels des parents, des infirmiers et des médecins même, comme Bourgeois, de Paris [*Journ. gén. de méd.*, t. CVI et CIX], ont contracté la maladie, soit en donnant des soins aux malades, soit en explorant leurs fosses gutturales, attendu qu'il arrive fréquemment, dans cet examen, que les sujets affectés rejettent, en toussant, à la face de l'observateur, des crachats et des lambeaux de membranes, et lui font aspirer leur souffle.

Nous objecterons que maintes fois nous avons vu, dans la classe pauvre, les parents partager le lit de leurs malades, et que, dans ce contact prolongé, nous n'avons jamais pu constater un seul cas de contagion réelle, ce qui, du reste, aurait pu encore avoir lieu par le fait seul de la prédisposition de famille. [*Obs.* X.]

Nous opposerons également aux faits précités, la faculté qu'ont eue les parents, à peu d'exceptions près, de s'approcher impunément de la bouche des malades en pratiquant, dans l'intervalle de nos visites, des insufflations d'alun pulvérisé, moyen thérapeutique auquel nous avons eu constamment recours dans le traitement de l'épidémie. Pouvait-on espérer cependant que ces personnes, pour la plupart peu intelligentes, choisiraient, dans le but d'éviter l'haleine des individus affectés, le moment de l'inspiration pour introduire le médicament?

Notre épidémie a parcouru une grande surface, a été observée par beaucoup de médecins, et aucun, que nous sachions, n'en a été atteint. Nous, surtout, qui avons pu examiner un nombre considérable de malades dans des maisons malsaines, souvent encombrées d'habitants, conditions essentiellement favorables au développement de l'élément contagieux ainsi qu'à sa propagation directe; nous qui, pendant plusieurs années, avons été exposé à toutes les circonstances où se sont trouvés Bourgeois et autres hommes de l'art, qui ont été pris de la maladie, avons traversé l'épidémie sans aucune atteinte. Si l'on nous opposait que nos confrères et nous étions rebelles au principe contagieux de l'angine diphthéritique, comme on peut l'être à celui de la variole, de la syphilis, etc,, etc., ne pourrions-nous pas répondre, avec toute raison, que, si nous eussions subi l'influence épidémique, c'était que notre organisation étant identique à celle des malades, nous devions être soumis aux mêmes conséquences morbides?

Si cette nature contagieuse, qu'on lui suppose d'une manière absolue, existait réellement, nous pensons qu'elle se fût manifestée chez les personnes étrangères qui visitaient les malades, et cependant nous affirmons qu'il n'en a rien été.

Nous avons aussi cherché à vérifier ce fait si important cité par M. Bretonneau [*ouv. cit.*], relativement à un élève en pharmacie qui, souffrant encore des suites de l'angine maligne, alla passer quelques jours à la campagne, dans une maison où peu de temps après trois personnes furent atteintes de la maladie, et dont deux moururent. Ce fait qui, aux yeux de l'auteur, parut un exemple incontestable de communication directe, semble avoir puissamment aidé à fixer son opinion en faveur de la propriété contagieuse de l'angine pseudo-membraneuse, et dut servir à entraîner beaucoup de convictions après lui. Pour nous, ce n'est qu'un fait exceptionnel, et nous n'avons pu, malgré notre bonne volonté, rencontrer ses analogues. Loin de là, il nous serait facile de présenter un grand nombre d'observations, de citer une multitude de cas offrant une démonstration tout-à-fait opposée. Nous n'en mettrons en évidence que trois, qui, suivant nous, sont une preuve péremptoire de la nature non contagieuse de la maladie.

La famille M..., composée de sept membres dont six réunis, est atteinte successivement ou simultanément; le septième, jeune garçon de 15 ans, en état de domesticité, à une distance de deux kilomètres de ses parents, subit aussi l'influence épidémique sans avoir communiqué avec les siens, meurt et ne transmet point la maladie dans la maison où il demeurait, et où il y avait quatre enfants en bas âge. [*Observ.* IV.]

La famille G...., comprenant le père, la mère et trois enfants, devient en proie à l'angine pelliculaire. Un neveu, domestique dans un point éloigné, en est bientôt pris sans avoir eu de contact avec ses parents. Il est malade pendant dix jours, et l'affection ne se déclare pas chez ses maîtres, où se trouvent une petite fille de huit ans et plusieurs jeunes femmes.

La famille V....., formée de trois personnes, subit également la maladie; un jeune garçon domestique se trouve bientôt dans la même position, quoique éloigné de la maison paternelle, guérit, et, malgré sa présence, aucun cas de maladie ne se déclare, bien qu'il y ait chez ses maîtres trois enfants fort jeunes.

Quand on a pu observer, sans prévention, de semblables faits, il faudrait tout le fanatisme qu'inspire un système exclusif, pour ne pas voir sa conviction fortement ébranlée, ou le doute, au moins, surgir dans son esprit.

Puis, en admettant qu'elle soit contagieuse, il faudrait, pour expliquer son apparition à la Tagnière, par exemple, qu'il y eût eu transmission, de proche en proche, des points affectés, vers cette commune. Cependant les choses ne se sont pas effectuées ainsi, et Saint-Nizier, qui forme interposition, n'a présenté aucun cas de maladie.

Mais notre épidémie n'aurait-elle point, par exception, revêtu ce caractère qu'on s'est plu à lui attribuer, toujours et partout ? Aurait-elle, comme le prétend Sydenham, pour les maladies épidémiques, en général, une nature et un mode d'être différents à chaque apparition nouvelle ? Prendrait-elle quelquefois la propriété de se transmettre par contagion; quelquefois lui manquerait-elle ? La question n'est pas facile à résoudre.

Nous puiserons enfin notre dernier argument dans l'opinion que professe la majorité des hommes de l'art sur la nature non contagieuse du croup. Mais, qu'est-ce que le croup, si ce n'est, comme nous l'avons déjà prouvé, une maladie identique à l'angine pelliculaire par ses effets pathologiques ? Eh quoi, le croup, quand il débuterait par les symptômes qui lui sont propres, ne serait point contagieux, et il pourrait le devenir quand il résulterait de la propagation, dans les voies aériennes, de la diphthérite pharyngienne, parce que quelques praticiens auraient considéré celle-ci comme susceptible de se transmettre directement ! Il y aurait contradiction flagrante ; ou il faut admettre, avec Starr, Vichmann, Bard, Lobstein, Cailleau, etc., etc., que le croup, de même que l'angine pseudo-membraneuse, est contagieux ; ou, à l'instar de Vieusseux, Jurine, Double, Gardien, Desruelles, Bricheteau, etc., etc., refuser à l'un et à l'autre ce caractère.

Nous le répétons, et cette proposition nous semble devoir mettre d'accord les opinions dissidentes, nous ne pouvons regarder comme contagieuse la diphthérite pharyngienne quand elle existe seule et indépendamment de toute fièvre éruptive, mais nous pensons que toutes les fois qu'elle est compliquée de ces affections éminemment contagieuses, elle peut le devenir, mais d'une manière indirecte.

Quand on connaît, d'un autre côté, l'affreux abandon qui menace, dans la campagne, les malheureux atteints de maladies réellement contagieuses, nous demanderons s'il est convenable d'augmenter, sans preuves irrécusables, le nombre déjà trop considérable des affections qui se transmettent directement.

Nous ne terminerons pas cette discussion sans rapporter textuellement les conclusions du médecin contagioniste qui fait le plus autorité en cette matière [M. Bretonneau, *loc. cit.*, p. 85], conclusions bien faites pour ébranler la conviction des esprits les plus prévenus : « S'il était encore plus positivement » démontré que la diphthérite est contagieuse, il n'en » serait pas moins certain que c'est à un degré fort

» inférieur à d'autres maladies..... Mais sur ce point » même, et sur le mode et les conditions de la conta- » gion, il reste beaucoup à apprendre. J'ai fait des » tentatives inutiles pour communiquer la diphthérite » à des animaux. »

La diphthérite pharyngienne, nous sommes porté à le croire, n'est qu'une maladie épidémique purement et simplement. Comme les affections qui prennent ce caractère, elle a une origine obscure dans son développement, et ne se manifeste que dans les localités et chez les individus qui lui présentent le plus d'affinité. Puisant sa source dans une altération des éléments constitutifs de l'air atmosphérique, inconnue dans son essence, mais appréciable par ses effets, elle se propage par l'intermédiaire de ce fluide.

Quoique cette dernière assertion soit parfaitement démontrée aujourd'hui, nous citerons ce fait si remarquable, si décisif, qu'un grand nombre de personnes furent frappées de l'épidémie peu de jours après leur arrivée dans les lieux infectés, et sans avoir communiqué avec aucun malade.

M. de S...., à peine remis d'une indisposition qui avait exigé une saignée, vient passer quelque temps dans un château placé dans une commune où l'angine semblait être sur son déclin. Après vingt-quatre heures de séjour, M. de S.... est atteint de la maladie, d'une manière peu intense, à la vérité, mais qui, sous l'influence de la constitution régnante, s'est prolongée bien au-delà de sa durée habituelle, et n'a pu disparaître que par un changement de résidence.

N....., jeune maçon, habitant la ville de Lyon depuis deux ans, rend visite à sa famille, domiciliée à

Saint-Didier, et dont aucun membre n'était malade. Le surlendemain de son arrivée, l'épidémie se déclare chez lui avec un caractère assez grave.

Nous avons vu l'angine pelliculaire, ce qui est conforme à l'observation de tous les temps, du reste, attaquer plus particulièrement les enfants qui, par leur constitution, sont plus exposés aux inflammations des membranes muqueuses; affecter quelquefois les adultes, et plus rarement les vieillards. Pour plus ample démonstration, nous allons présenter un tableau comparatif relativement à l'âge, au sexe et à la mortalité, d'après un nombre de 461 malades.

AGE.	SEXE.		MORTALITÉ.	
			SEXE	
	Masculin.	Féminin.	Masculin.	Féminin.
8 mois à 5 ans,	75	73	5	2
5 à 10 ans,	59	53	13	10
10 à 15 ans,	46	40	2	4
15 à 20 id.	21	25	1	2
20 à 30 id.	12	20	»	1
30 à 40 id.	11	17	»	»
40 à 50 id.	3	5	»	»
50 à 60 id.	»	1	»	»
	227	234	21	19
	461		40	

Cette statistique démontre que l'épidémie a été plus commune depuis huit mois (nous n'avons point examiné de malade au-dessous de cet âge) jusqu'à quinze ans, plus rare au fur et à mesure que l'on remonte dans l'échelle de la vie. On peut remarquer aussi que, si dans les quinze premières années, elle attaque de préférence les enfants mâles, c'est à l'autre sexe qu'elle s'attache, passé cette époque : ces résultats sont identiques aux faits recueillis jusqu'à présent. Mais nous ferons observer que, contrairement à ce qui a été admis, la diphthérite pharyngienne a été moins grave à l'âge de huit mois jusqu'à cinq ans, et plus souvent mortelle, au contraire, de cinq à dix ans, surtout chez les garçons : cette circonstance peut s'expliquer.

Dans nos pays, on est dans l'habitude d'envoyer les enfants de cet âge garder le bétail ; ils sont exposés dès lors à toutes les intempéries, et ont généralement une constitution mauvaise ou détériorée qui les prédispose singulièrement à subir toutes les influences épidémiques, et surtout l'angine couenneuse, qui prend toujours, dans ce cas, un caractère plus fâcheux.

Sur 461 malades nous en avons perdu 40, chiffre qui ne dépasse guère le neuvième des sujets affectés, et encore beaucoup ont succombé faute de soins, ou traités tardivement. Comparé aux statistiques antérieures, ce tableau nous donne une mortalité moindre que celle fournie par les épidémies de même nature, comme l'indique le relevé fait par Ozanam [*loc. cit.*, t. III, p. 279], embrassant trente-neuf épidémies, depuis 1557 jusqu'à 1805, et offrant pour résultat une perte de 80 malades sur 100. La proportion de nos morts est également inférieure à celle présentée par le tableau des épidémies depuis 1805 à 1830, fait d'après les soins de l'Académie royale de Médecine, et où l'on trouve qu'elle a atteint le quart des malades.

En voyant la mortalité décroître incessamment dans les grandes épidémies qui, comme la diphthérite pharyngienne, dépendent de la température, de ses brusques variations, ou des autres qualités sensibles de l'air, n'est-on pas en droit d'espérer, si ce n'est leur disparition complète, au moins qu'elles deviendront moins fréquentes, et ne seront guère plus meurtrières que les maladies sporadiques? Ce résultat, nous l'obtiendrons par les progrès de la civilisation; par le développement des arts et des institutions politiques, qui se perfectionnent chaque jour, pour ainsi dire, et pourront s'appliquer à un plus grand nombre d'hommes; nous le devrons, nous n'en doutons pas, à une meilleure organisation du travail, qui, en rendant l'aisance plus commune, permettra aux individus inévitablement privés jusqu'à présent des bienfaits de l'hygiène, de se procurer des logements plus commodes, plus salubres, des vêtements plus convenables, une nourriture plus saine, et, partant, d'être moins soumis aux influences extérieures ou atmosphériques.

TRAITEMENT.

A l'époque où la diphthérite pharyngienne épidémique fit invasion dans le cercle de notre pratique médicale, nous ne l'avions jamais observée qu'à l'état sporadique, dans les salles de MM. les professeurs Chomel et Bouillaud, au service desquels nous avons eu l'honneur d'être attaché. Sachant, d'après l'Hippocrate anglais, qu'une méthode salutaire, dans une épidémie, peut, dans une autre épidémie, quoique de même nom, n'avoir qu'un résultat négatif, car chaque maladie populaire porte son génie propre, nous avons dû recourir à l'expérience et consulter les hommes de l'art.

Sans nous arrêter à l'histoire de la thérapeutique des siècles passés, nous dirons que le traitement de l'angine membraneuse a été, dans un temps peu éloigné, l'objet de vives controverses. Deux opinions entièrement opposées ont été émises : tandis que quelques praticiens soutenaient que l'indication la plus pressante était de combattre l'inflammation, préconisaient la méthode antiphlogistique et la regardaient comme la seule ancre de salut, d'autres, considérant la destruction des pseudo-membranes comme l'indication principale, déclaraient la médication asthénique dangereuse, et mettaient en pratique un moyen de curation tout-à-fait contraire. Une opinion mixte est née de ce conflit et doit aujourd'hui prévaloir.

Modifier la nature spécifique de la maladie par des topiques qui détruisent les concrétions pelliculaires, en préviennent la formation et le retour par une action directe et immédiate; combattre la cause qui les fait naître, c'est-à-dire l'inflammation : tel est le principe qui nous a dirigé dans l'application de nos moyens thérapeutiques. Si, aux sectateurs du Broussaisisme, nous disons que sans le secours des topiques modificateurs la médication antiphlogistique est insuffisante, nous venons déclarer aussi, à M. Bretonneau et à ses adhérents, que, sans l'aide des antiphlogistiques, la médication topique n'a le plus ordinairement que des résultats incertains. Ces deux modes de traitement doivent se prêter un mutuel appui.

MÉDICATION ANTIPHLOGISTIQUE.

Saignée générale. — Ce moyen paraît avoir été fort en usage dans toutes les épidémies d'angine maligne citées par Ozanam, excepté dans celles décrites par Fothergill (1746), par Ricther (1755), par Bergius (1757), et encore faut-il noter que, dans ces dernières épidémies, il y avait concomitance de scarlatine, maladie qui, souvent même quand elle est isolée, prend une forme adynamique exigeant impérieusement l'administration des toniques; nous concevons très bien que dans cette circonstance de simultanéité, et quand il y a absence de réaction vitale, on doive éviter la phlébotomie.

Mais, quand on voit Huxham (1734), Astruc (1745), Marteau (1755), etc., etc., recourir trois, cinq, et même sept fois à la saignée générale chez les mêmes malades, et réussir par ce moyen puissant, on est à se demander quelle fascination avait saisi l'époque de Pinel, le préconiseur de la médecine peureuse, dite expectante, alors que l'on proscrivait, d'une manière absolue, toute évacuation sanguine dans le traitement de cette maladie [*Nosogr. phil.*, t. II, p. 248, 1818]. Cette versatilité de l'esprit humain, appliquée à la science qui devrait être la moins conjecturale, doit étonner et affliger : c'était un pas rétrograde..... Il a fallu toute l'autorité des médecins physiologistes pour détruire les racines profondes qu'avait jetées, dans la pratique, le système des fondateurs du Dictionnaire des sciences médicales qui ne nous offre, contre une affection dont la marche est parfois si rapide, qu'un bagage thérapeutique tout-à-fait impuissant [t. II, p. 135, 1812, Renauldin].

Il faut arriver à 1826 pour trouver un traité, *ex professo*, sur la diphthérite pharyngienne [Bricheteau, *Précis analytique du Croup et de l'Angine couenneuse*, p. 419], où l'auteur se montre partisan de la saignée générale. Dans son excellent article du *Dictionnaire de Médecine et de Chirurgie pratiques* [*loc. cit.*, t. II, p. 557], M. Roche conseille également ce moyen; mais, dominé encore, à ce qu'il semble, par un reflet de la pensée qui régnait sur le monde médical avant le physiologisme, il en appelle à de nouveaux essais, à de nouvelles expérimentations, oublieux probablement des faits historiques que nous avons relatés plus haut. MM. Guersant [*loc. cit.*, p. 133], de Laberge et Monneret [*ouvr. cit.*, t. I.er, p. 67], T. Ridard [*Mémoire sur une Épid. d'Ang. pseudo-membraneuse dans le département de Maine-et-Loire*, présenté à l'Académie de médecine, 1833], regardent la phlébotomie comme d'une grande utilité dans le traitement de cette maladie. M. Ridard surtout employait, avec le plus grand succès, les évacuations sanguines générales à haute dose, si nous pouvons nous exprimer ainsi, quoique, dans l'épidémie qu'il a eu occasion d'observer, il y eût coïncidence d'angine couenneuse et de scarlatine, ce qui la rapprochait des épidémies des siècles antérieurs, dans la curation desquels on avait cru devoir exclure les déplétions sanguines.

A toutes ces autorités recommandables, nous oserons joindre notre opinion qui repose sur une expérience de plus de deux ans, et qui s'est fondée sur l'examen d'un nombre considérable de malades, comme l'indiquent les tableaux que nous avons présentés. En thèse générale, l'ouverture de la veine est un moyen des plus énergiques dans le traitement de l'angine épidémique, pour les cas où la réaction générale est vive, la peau chaude et le pouls plein et accéléré, chez les individus forts et sanguins, même chez les sujets de 10 à 12 ans (au-dessous de cet âge les saignées locales suffisent). Nous y avions constamment recours dans les deux premiers degrés de la maladie; nous nous en abstenions ordinairement dans le troisième, vu la prostration des forces et l'état misérable du pouls. Nous avons pu [voir nos *Observations*] renouveler plusieurs fois la saignée générale chez les mêmes malades, et toujours avec un succès remarquable.

Saignée locale. — M. Bretonneau la proscrit d'une manière générale; mais l'avis de ce médecin ne pouvait pas être d'un poids absolu dans cette question, quand on sait que M. Gendron [*Journ. complém. des Scienc. méd.,* t. XXX, p. 269 et suiv., 1828], et le docteur Guimier [*Journ. gén. de Méd.,* t. CIV, p. 165, 1828], ont obtenu des guérisons très nombreuses, par ce moyen, sur le même théâtre et dans la même épidémie que le savant médecin de Tours. Depuis, l'expérience a sanctionné l'usage des saignées locales contre la diphthérite gutturale, et notre observation vient confirmer, non-seulement leur utilité, mais nous dirons leur indispensabilité, chez les jeunes sujets, alors que la rougeur inflammatoire et le gonflement sont très prononcés. De même que dans l'application de la saignée générale, nous n'avons eu recours aux saignées locales que dans les deux premiers degrés de la maladie. Nous nous sommes servi de ce moyen, même chez certains malades dont la constitution paraissait débile, et chez lesquels il y avait peu ou point de réaction : nous avons obtenu de bons effets de cette hardiesse. Nous sommes porté à penser, en effet, que, relativement à son intensité, l'inflammation se modèle, en général, sur les constitutions individuelles, et qu'elle réclame partout et toujours la méthode antiphlogistique, mais appropriée à son degré d'acuité, mais proportionnée aux forces des sujets.

Nous avions admis, dans l'emploi des saignées locales, une méthode à laquelle on nous permettra de donner une dénomination, que nous emprunterons à M. le professeur Bouillaud, qui l'a attribuée aux saignées générales, nous voulons dire celle de *saignées locales coup sur coup*. Ainsi, toutes les fois que l'inflammation gutturale était fort intense; toutes les fois que les pseudo-membranes avaient une tendance marquée à se propager vers les membranes muqueuses plus profondes, nous prescrivions des sangsues en nombre moindre que dans le cas de saignées très abondantes, mais rares, et avions l'habitude de renouveler les applications toutes les six ou huit heures ; en un mot, nous entretenions un écoulement sanguin jusqu'à ce que la réaction générale eût complètement cessé, et qu'il y eût une amélioration positive dans l'état local.

Les services signalés que nous a rendus ce *modus faciendi,* nous font un devoir de publier le résultat de notre expérience et de le préconiser. Il est préférable, à notre avis, à la saignée pratiquée jusqu'à la syncope, moyen pour lequel se sont prononcés les médecins anglo-américains, et en France, beaucoup de praticiens remarquables, entre autres M. le professeur Cruveillhier, surtout dans le traitement du croup. Une perte de sang trop considérable offre certains dangers; elle jette les malades dans un état de prostration qui enlève à l'économie sa capacité réactionnelle, et ne permet plus de revenir à la saignée, quand, après la rémission que produit ordinairement une évacuation sanguine poussée jusqu'à la syncope, la maladie regagne le terrain qu'elle avait perdu.

Nous pensons donc que les saignées locales faites coup sur coup, en prenant le pouls pour régulateur, n'offrent point cet inconvénient. Quoi qu'il en soit, il doit être parfaitement reconnu aujourd'hui, que les évacuations sanguines répétées, concomitamment avec les autres agents thérapeutiques dont il sera question plus bas, arrêtent la marche de la diphthérite pharyngienne, tout aussi bien que de la diphthérite croupale.

Nous avions coutume d'appliquer les annélides à la base de la mâchoire inférieure. Nous avons rarement trouvé l'occasion de suivre l'exemple de Ribes [*Mém. sur l'Ang. couenn.*, p. 26, 1818], qui avait recours à la saignée locale sur la région épigastrique : nous adoptions de préférence cette partie, quand il y avait des signes manifestes d'irritation gastro-intestinale.

Nous secondions l'action des moyens précédemment indiqués par les boissons délayantes, au premier degré, acidulées, au deux derniers; par des lavements émollients ou laxatifs, suivant l'état du ventre; par les cataplasmes émollients autour du cou, les gargarismes de même nature à la première période, acidulés ou astringents aux dernières : nous recommandions une diète plus ou moins absolue, suivant l'intensité du mal.

Lorsque, dès le début, nous reconnaissions l'angine couenneuse, que nous appellerons adynamique, annoncée par l'absence de réaction, par la rapidité des progrès de la maladie, la coloration brunâtre des concrétions membraneuses, l'odeur gangréneuse de la bouche, la petitesse du pouls, la décomposition des traits et le collapsus général, etc., etc., nous mettions de côté toute évacuation sanguine, pour recourir à une médication stimulante. [*Obs.* IV.]

Vomitifs. — La plupart des auteurs, Ribes, par exemple, [*loc. cit.*, p. 28], recommandent les vomitifs dans le traitement de la diphthérite du pharynx, comme moyen d'expulser les fausses membranes. Quant à nous, nous pensons que la médication topique conduit plus sûrement à ce résultat, et nous avions restreint l'emploi de la méthode vomitive aux cas suivants : 1.° chez les très jeunes sujets qui ne savent point cracher, et pour lesquels il est toujours difficile de se servir des caustiques, vu l'étroitesse de la gorge ; 2.° toutes les fois que l'inflammation diphtéritique s'était propagée aux voies aériennes ; 3.° et enfin, dans le croup primitif. Dans ces deux derniers cas, les vomitifs à doses répétées, de cinq heures en cinq heures, d'après la méthode de M. le docteur Delarroque [*Bulletin général de Thérapeutique*, septembre 1840], formaient, avec les saignées locales coup sur coup, la base de notre traitement.

Nous employions les préparations vomitives suivantes : émétique, 10 centigr., et infusion de tilleul, 100 gr., ou émétique, 10 centigr., sirop d'ipécacuanha, 32 gr., eau ordinaire, 64 gr., — à prendre par cuillerée à café, de dix minutes en dix minutes, jusqu'à effet évacuant.

Purgatifs. — Nous avons fait usage quelquefois des purgatifs, et nous les avons vus augmenter, sans aucun bénéfice pour la guérison, les dispositions à l'irritation gastro-intestinale que présentaient presque tous nos malades, et occasionner souvent une diarrhée qui les épuisait plus promptement. En conséquence, nous sommes porté à condamner, malgré l'autorité d'hommes éminents dans la science, l'administration des purgatifs, dans cette maladie, sans même en excepter le protochlorure de mercure, dont les médecins d'outre-mer et d'Allemagne ont voulu faire un véritable spécifique.

Nous n'avons point cru devoir essayer le calomélas à hautes doses, comme ayant, disent les praticiens qui le préconisent, une action directe qui, s'exerçant sur les membranes muqueuses, y fait affluer une grande quantité de mucus propre à faciliter le décollement et l'expulsion des concrétions couenneuses, et en prévenir même la formation, en donnant plus de fluidité aux matières sécrétées.

Nous croyons, avec Bricheteau [*loc. cit.*, p. 397], qu'en excitant les tissus muqueux, on ajoute une irritation à celle qui préexiste, et que l'agent pharmaceutique doit accroître le mal au lieu de le détruire. Si ce médicament administré, même d'après la méthode de M. Guersant, c'est-à-dire à petites doses, mais rapprochées, de cinq à dix centigr. par heure, associées quelquefois aux préparations opiacées, afin d'éviter tout effet purgatif; si ce médicament, disons-nous, exerce la même action que les frictions mercurielles, et si ces dernières, de l'aveu de M. Bretonneau qui, le premier en France, s'en soit servi [*ouvr. cit.*, p. 446 et suiv.], sont évidemment nuisibles, nous ne voyons plus de motifs de conserver, dans la thérapeutique de la maladie qui fait l'objet de cette notice, un agent rationnellement et expérimentalement reconnu mauvais.

Révulsifs cutanés. — Nous avons employé avec succès les révulsifs rubéfiants, tels que pédiluves irritants et sinapismes purs ou mitigés, suivant le degré d'action qu'il convenait de produire.

Presque tous les médecins anciens et les modernes conseillent les révulsifs vésicants appliqués sur les parties latérales du cou ou à la nuque. Guidé par leurs travaux, placé dans des circonstances où il fallait user de toutes les ressources de la thérapeutique, nous avons fait usage de ce moyen qui, dans le cours de l'hiver de 1842, a semblé être de quelque utilité; mais au printemps suivant, au moment où la température atmosphérique s'éleva, nous fûmes obligé de reconnaître toute l'excellence du précepte donné par MM. Guersant [*ouvr. cit.*, p. 133] et Trousseau [art. *Diph. du Dict. de Méd. théor. et prat.*, t. x, p. 395], les seuls hommes de l'art qui repoussent, en toute occasion, l'emploi des vésicants dans l'angine couenneuse épidémique : le premier les considère comme inutiles, le second comme nuisibles. Aujourd'hui, nous venons poser dans la balance la somme de notre propre expérience, et nous déclarons que ce mode de traitement n'a, le plus ordinairement, et sous l'influence de certaines constitutions médicales, d'autres résultats que de devenir la cause du développement de la diphthérite cutanée, et de cette manière, augmenter le mal au lieu de le diminuer. En voyant cette singulière disposition des ulcérations morbides ou artificielles de la peau, à se couvrir de plaques membraneuses, il est impossible de méconnaître, dans l'angine couenneuse, un état spécifique, une véritable diathèse diphthéritique.

Nous ajouterons encore que les vésicants, qui sont unanimement employés contre le croup, ont, entre nos mains, fait naître la diphthérite cutanée, dans un cas grave, où nous nous sommes vu, malgré notre répugnance, dans la nécessité de recourir à l'application d'un vésicatoire qui, après la disparition de la maladie primitive, a failli compromettre les jours de notre malade, et a mis un temps fort long à guérir.

Nous pensons devoir établir ce principe : les révulsifs vésicants peuvent convenir dans la diphthérite pharyngienne et laryngo-trachéale sporadique, mais rarement, jamais peut-être, quand elle existe à l'état épidémique. Nous croyons qu'au début d'une épidémie de cette nature, tout praticien prudent doit, avant d'adopter les agents épispastiques, se livrer à une sage expérimentation.

L'emploi de la pommade stibiée n'a jamais été suivie des mêmes accidents : nous nous en sommes servi avec avantage dans quelques cas de diphthérite pharyngo-laryngienne.

———

MÉDICATION TOPIQUE.

L'expérience depuis longtemps a fait justice des objections présentées contre l'emploi de cette médication, dans le traitement de l'angine pseudo-membraneuse, et les topiques caustiques ont définitivement acquis, dans le domaine de la science, la haute importance qu'on ne peut plus leur contester.

Tout en suivant les règles établies par nos maîtres, nous avons dû expérimenter de nouveau les divers médicaments topiques, qui ont été préconisés aux différentes époques : nous présenterons sommairement les résultats de notre observation.

Alun. — On a vanté l'action de l'alun contre la diphthérite pharyngienne dès la plus haute antiquité. Il était tombé dans l'oubli, quand M. Bretonneau, apprenant d'*Arétée de Cappadoce* [*De causis et signis acut. et diutur. Morb.,* lib. IV, cap. 9], que dans cette affection, les gargarismes alumineux et les insufflations d'alun suffisaient pour arrêter le développement des fausses membranes, l'employa de nouveau (1825), avec un succès qui dépassa son attente. M. le professeur Trousseau qui, en 1828, reçut une mission médicale pour plusieurs départements où la diphthérite régnait épidémiquement, put confirmer les heureux effets de ce médicament.

Entre nos mains, il a été d'un secours fort utile, et nous formulons ainsi son emploi : l'alun a une efficacité certaine dans le premier degré de la maladie ; il prévient le plus ordinairement la formation des fausses membranes ; mais il a constamment paru être d'un bien faible service, dans la deuxième période avancée, et *à fortiori*, dans la troisième.

Quant à l'application, nous avions recours à l'insufflation d'alun pulvérisé, pratiquée sur les parties malades, à l'aide d'un tube; nous la renouvelions toutes les trois ou quatre heures, suivant l'intensité de l'inflammation. Dans nos campagnes, nous instruisions les parents à faire eux-mêmes cette opération, dont ils s'acquittaient avec une grande facilité. Les cris des jeunes malades nous servaient parfaitement, et nous profitions, autant que possible, pour introduire le topique, du moment où s'exécutait l'inspiration. Quand l'insufflation excitait de la toux, nous portions avec un pinceau de charpie le médicament, soit en poudre, pure ou associée à la gomme arabique, soit en solution très concentrée. Nous employions quelquefois chez les adultes, sur l'exactitude desquels nous pouvions compter, un gargarisme aluminé ainsi préparé : eau ordinaire ou décoction mucilagineuse, 250 gram.; miel rosat ou sirop de mûres, 30 gram.; alun, 6 gram.

Nous le répétons, ce précieux topique a réussi presque toujours dans le premier degré de la diphthérite gutturale, et souvent dans les cas appartenant au second, caractérisés par des concrétions isolées, minces et peu adhérentes. Nous en rejetions l'emploi lorsque ces dernières avaient beaucoup d'épaisseur et d'étendue et adhéraient fortement : ses effets alors étaient nuls.

Nous noterons ici que nous avons répété avec bonheur les expériences de M. le professeur Velpeau

[*Gaz. méd.* 1837] sur l'usage de l'alun dans le début des angines simples.

Azotate d'argent. — Depuis la publication d'un mémoire très intéressant qui parut en 1827, dans le Journal général de Médecine, t. CIII-V, et où M. Girouard, après avoir établi un parallèle raisonné entre les divers agents thérapeutiques applicables à la diphthéropathie siégeant sur les muqueuses, donne à l'azotate d'argent, à l'état liquide, une préférence bien marquée sur l'alun, l'acide chlorhydrique, etc., De nouveaux essais ont été faits, et toujours avec un succès remarquable.

Depuis les travaux de M. Gendron [*Gaz. méd.* 1834, p. 560 et suiv.], on emploie plus généralement la pierre infernale dont l'usage est plus commode et l'effet plus sûr, et nous ne supposons pas, nous, qui nous en sommes servi si avantageusement, que l'on puisse désormais s'en abstenir, à moins que, chez l'homme de l'art, la vue n'ait subi l'influence de l'âge, à moins que la main n'ait ressenti le tremblement sénile, car cette manière d'appliquer l'azotate d'argent exige beaucoup d'habitude, une main sûre, une vue excellente, surtout quand les fausses membranes sont situées profondément dans la cavité pharyngienne.

Voici notre manière de procéder qui, du reste, est conforme aux préceptes posés par M. Guersant [*ouvr. cit.*, p. 131] : nous placions un morceau de pierre infernale de la longueur de 25 à 30 millim. dans un porte-pierre en argent, ou même un porte-crayon ordinaire en acier ou en cuivre (ayant soin d'ôter la pierre après chaque cautérisation, de peur de la décomposition chimique qui rend la pierre inerte, comme l'a prouvé M. Chevalier). Le caustique était parfaitement assiégé, et ne faisait saillie que d'une petite portion. Après l'avoir légèrement mouillé, pour qu'il pût agir instantanément, nous le portions sur les points recouverts de fausses membranes, et même sur les parties environnantes. Sous l'influence de ce contact, la matière couenneuse devenait d'un blanc mat, friable, et ses moyens d'union étaient promptement détruits. En cautérisant les tissus voisins, nous produisions une modification dans leur vitalité, qui mettait obstacle à l'extension de la maladie; nous renouvelions cette opération deux ou trois fois par jour : nous gardions ce topique puissant pour les deux derniers degrés de l'épidémie.

Nous avons employé la pierre infernale chez un grand nombre de sujets, et deux fois seulement il nous est arrivé d'en laisser tomber un fragment dans les premières voies. Il s'agissait heureusement d'enfants de dix à douze ans [*Obs.* III]. Nous nous sommes hâté de provoquer le vomissement à l'aide de l'eau émétisée tiède, prise par demi-verrées, de cinq en cinq minutes, et les malades ont bientôt rendu des matières bleuâtres qui tenaient en dissolution le sel argentique. Chez l'un d'eux qui, après de nombreuses déjections, accusait une douleur très vive à la région épigastrique, nous avons jugé à propos d'administrer une demi-verrée d'eau légèrement salée, dans le but de décomposer la substance vénéneuse, s'il en fût resté quelque parcelle. Chez les enfants fort jeunes, auxquels il serait difficile de faire prendre une suffisante quantité de préparation vomitive, il faudrait porter les doigts sur la base de la langue pour déterminer les efforts de vomissement.

Nous avons fait usage aussi de la solution concentrée d'azotate d'argent, dans la proportion d'une partie sur cinq d'eau. Les effets que nous en avons obtenus ont été moins sûrs que ceux de la pierre infernale, et sur la fin de l'épidémie, nous n'y avons eu recours que dans les cas où le gonflement énorme des amygdales ne permettait plus l'emploi de celle-ci. Nous portions alors ce liquide dans la cavité gutturale avec une éponge fixée à un morceau de baleine ou avec un pinceau de charpie. Il est difficile, en général, de limiter l'action des caustiques, et l'on est exposé à en laisser tomber quelques gouttelettes, soit dans l'œsophage, soit dans les voies aériennes.

Proto-chlorure de mercure. — Nous avons insufflé du calomélas dans la gorge de quelques-uns de nos malades, à l'état pur, ou associé à du sucre pulvérisé, comme le recommande M. Bretonneau. Non-seulement l'action curative a été nulle, mais le médicament a souvent provoqué chez les jeunes sujets qui ne crachent pas, une réaction violente sur le canal intestinal, ou bien sur les organes salivaires. En conséquence, et vu surtout son insolubilité qui doit neutraliser son action topique, nous pensons que le calomélas doit être complètement rejeté du traitement de l'angine diphthéritique et réservé, comme nous le dirons plus loin, pour la diphthérite cutanée.

Acide chlorhydrique. — Ce topique, pur ou mélangé avec deux ou trois parties de miel rosat, suivant le degré de l'inflammation, a été singulièrement vanté dans ces derniers temps. Après de nombreux essais, nous en venons déclarer l'efficacité moindre que celle de la pierre infernale. Nous l'employions concurremment, soit avec l'alun, dans les cas légers, soit avec l'azotate d'argent liquide, dans les circonstances où, comme nous l'avons dit plus haut, la tuméfaction tonsillaire ne permettait pas l'introduction de l'azotate d'argent solide dans l'arrière-gorge.

Chlorure d'oxide de sodium. — Nous avons eu recours à ce médicament, soit dissous dans un cinquième de son poids d'eau, comme cathéritique, d'après M. Guersant, soit sous forme de gargarismes, dans la proportion de 4 gr. pour 150 gr. de liquide, suivant la formule de M. le docteur Roche : cette substance n'a jamais produit de résultat avantageux.

Azotate hydrargyrique — Nous mettons, pour l'utilité, cette préparation au niveau de l'azotate d'argent liquide et de l'acide chlorhydrique.

Dans les cas graves, où il y avait impossibilité de recourir à la cautérisation, nous injections les liquides escharotiques dans le pharynx, par la bouche, et quelquefois par les fosses nasales, à l'aide de la seringue, le malade ayant devant lui une cuvette.

Nous avons dû nous abstenir d'expérimenter de nouveau quelques autres agents pharmaceutiques usités, à certaines époques, dans la curation de l'angine membraneuse épidémique, et qui en ont été définitivement proscrits. C'est ainsi que MM. Guersant et Roche ont lancé contre les fumigations d'éther, d'ammoniaque et de chlore, un juste anathème. En effet, par leur nature irritante, ces vapeurs sont plus propres à accroître l'inflammation qu'à la détruire ou à la modifier ; ne sait-on pas, d'ailleurs, qu'une propriété des deux derniers gaz, c'est de produire des angines avec formation d'une fausse membrane?

Scarification sur les amygdales. — Cette opération, qui a été généralement blâmée par les médecins du XVII.e siècle, et dont Van Swiéten avait lui-même constaté les inconvénients, loin d'avoir les heureux résultats qui lui ont été attribués par quelques praticiens, nous a toujours paru aggraver la maladie; nous y avions bientôt renoncé.

Ablation des amygdales. — Ce procédé, auquel nous n'avons pu avoir recours qu'une fois, vu l'opposition que nous avons rencontrée, nous a réussi complètement, alors que l'asphyxie était imminente [*Observ.* V]. Nous considérons cette opération comme une dernière mais utile ressource, alors que tous les moyens rationnels ont échoué. Elle n'est applicable, du reste, que dans la diphthérite pharyngienne.

Arrachement des fausses membranes. — Les effets de la cautérisation ne sont jamais plus certains que lorsque l'on agit sur des surfaces dénudées de leurs pseudo-membranes : nous avions l'habitude d'en pratiquer l'ablation, toutes les fois qu'on pouvait y réussir sans accroître les accidents locaux de l'inflammation.

Trachéotomie. — Nous avons trouvé partout une telle répugnance contre ce procédé opératoire, qu'il ne nous a pas été permis d'en faire usage. Nous n'avons essayé de l'employer, au surplus, que dans les cas de diphthérite croupale primitive ou consécutive.

OBSERVATION I.re

Diphthérite pharyngienne intense ; guérison.

Pautet Pierre, cultivateur, âgé de 27 ans, d'une forte constitution, ressent dans la nuit du 25 au 26 septembre 1842, de la chaleur et une légère douleur dans la gorge ; de la gêne dans la déglutition ; un mouvement fébrile intense, précédé de refroidissement aux extrémités inférieures.

Examiné le 26, au matin, le malade nous présente l'état suivant : rougeur érythémateuse à la partie antérieure du cou et de la face qui, de plus, est bouffie ; chaleur vive à la peau ; pouls donnant 92 pulsations par minute ; céphalalgie sus-orbitaire violente ; rougeur vive, fleurie, de toute la cavité gutturale ; gonflement des amygdales ; luette prolongée et comme transparente ; torticolis général ; tuméfaction avec douleur des ganglions lymphatiques sous-maxillaires et cervicaux, de chaque côté ; besoin continuel d'avaler ; déglutition difficile, et voix nasonnée. (Saignée de 500 gr. ; pédiluves sinap. ; catapl. émol. ; gargar. de guimauve miellés ; diète abs. ; insuffl. d'alun, de 4 en 4 heures ; orge miellée.)

Le 27 : tuméfaction ganglionnaire plus considérable ; la face postérieure du pharynx est gonflée, refoulée vers l'isthme du gosier, et la membrane muqueuse forme plusieurs replis sur elle-même ; deux concrétions membraneuses, blanchâtres et d'un aspect lardacé, apparaissent sur ce point et vers les parties latérales ; elles sont isolées, s'étendent de haut en bas et sont cernées par un cercle rouge ; voix très altérée ; déglutition fort difficile ; 95 pulsations au pouls ; paroxisme fébrile, la veille, au soir ; céphalalgie très aiguë ; expuition continuelle d'une matière gluante ; odeur désagréable de la bouche ; langue recouverte d'un enduit jaunâtre et pointillée de rouge, à l'extrémité. (Saignée de 500 gr. ; cautéris. avec la pierre infernale, trois fois dans la journée ; gargar. avec le miel rosat ; sinap., matin et soir ; le reste, *ut suprà.*)

Le sang de la première saignée présente une couenne épaisse, très tenace, et la pesanteur spécifique du sérum est de 1,030.

Le 28 : face moins rouge ; pouls plus serré ; les concrétions se sont réunies, mais restent blanchâtres. (24 sangsues sur les parties latérales du cou ; le reste, *ut suprà.*) Quelques replis de la membrane muqueuse cachent des plaques pelliculaires, qu'on ne peut cautériser qu'en faisant faire au malade des efforts de vomissement qui les mettent à découvert.

Le 29 : diminution des principaux symptômes ; les fausses membranes, de nouvelle formation, sont moins épaisses, adhèrent à la surface muqueuse, ne s'exfolient plus, mais semblent se résorber ; elles offrent déjà quelques points rosés, indiquant la disparition des pellicules sur ces parties. La cautérisation devient très douloureuse, signe certain d'amélioration, car les plaques couenneuses étant devenues plus minces et comme transparentes, le caustique agit plus directement sur le tissu muqueux, dont l'irritation a exalté la sensibilité ; le malade ressent cette douleur jusqu'à l'oreille droite, ce qui s'explique par sa transmission à travers la trompe d'Eustachi. (Sinap. supprimés ; cautéris. une fois ; lait coupé et sucré.)

Le 30 : absence de toute réaction générale; l'exsudation perd rapidement de son étendue; cessation du gonflement extérieur; face très pâle; prostration des forces; le sommeil renaît; l'appétit se fait sentir. (Cautéris.; lait, trois tasses.)

Le 1.er octobre, le malade va très bien; la luette qui avait été recouverte d'une plaque couenneuse, peu étendue, à droite, se redresse en avant, au lieu de se courber du côté malade, ce qui a lieu ordinairement.

Du 2 au 5 : guérison complète; cependant les parties recouvertes primitivement par les concrétions, restent rouges pendant quelques jours encore; la luette semble rapetissée; aucune trace d'ulcération ni d'érosion. La convalescence est longue; la voix reste nasonnée et les liquides reviennent par les fosses nasales pendant un certain temps.

OBSERVATION II.e

Diphthérite pharyngienne simulant l'angine gangréneuse des anciens.

Léonard Michelet, âgé de 25 ans, d'un tempérament lymphatique, d'une santé habituellement bonne, éprouve, dans la matinée du 24 avril 1842, un peu de gêne à la gorge et un besoin continuel d'exercer la déglutition, qui, néanmoins, n'est pas douloureuse.

Examiné le soir, il nous offre l'état suivant : luette allongée, très volumineuse, enveloppée, comme par un doigt de gant, d'une fausse membrane à coloration noirâtre, ce qui, autrefois, aurait été pris pour l'indice d'une véritable gangrène; les autres parties de la gorge sont intactes ; point de réaction générale. (Cautéris. avec la pierre infernale. Au contact du caustique, une assez grande quantité d'un sang noir s'échappe de la partie malade, ce qui nous convainc que c'est ce fluide interposé, en plus ou moins grande quantité, entre le tissu muqueux et les concrétions pelliculaires, qui donne à ces dernières leur différence de coloration; gargar. acidulés ; régime lacté.)

Le 25 : luette moins allongée; pseudo-membranes exfoliées, n'existant plus qu'à l'extrémité de l'organe, et présentant encore un aspect bleuâtre. La cautérisation produit encore l'issue de quelques gouttelettes de sang ; *(ut suprà.)*

Le 26 : exfoliation complète; la luette reste rouge. (Gargar. ; régime alim. ordinaire.)

Le 29 : guérison; la luette reste singulièrement diminuée de son volume normal.

OBSERVATION III.e

Diphthérite pharyngienne; chute d'un fragment de pierre infernale dans les premières voies ; guérison.

Gautron Claude, âgé de 9 ans, d'un tempérament lymphatique, éprouve, le 20 juin 1842, de la douleur à la gorge, de la difficulté à avaler, du torticolis.

Le 21, le malade ressent de la courbature ; de la céphalalgie; la peau est chaude et le pouls donne 86 pulsations ; engorgement des ganglions sous-maxillaires du côté droit ; face un peu bouffie.

Nous reconnaissons dans la cavité gutturale une plaque couenneuse, blanchâtre, sur la tonsille du même côté, et une autre sur la face postérieure du pharynx. Nous retrouvons ici cette forme particulière de la maladie, cet état couenneux, où l'enduit est intimement uni aux parties sous-jacentes, ne s'exfolie pas, mais disparaît en s'amincissant tous les jours. Nous avons déjà eu occasion de dire que cette condition indiquait toujours une terminaison favorable. Il y a enchifrènement et écoulement nasal. (10 sangsues à l'angle des mâchoires ; cautérisation avec l'azotate d'argent fondu; gargar. acidulé ; catapl. émoll. ; pédil. sinap. ; orge miellée; diète.)

Le 22, l'évacuation sanguine a été considérable; face pâle; il y a absence de chaleur cutanée et de céphalalgie; le pouls est tombé à 80 puls.; engorgement glandulaire moins prononcé ; exsudation couenneuse dans le même état ; la cavité gutturale présente une rougeur générale foncée ; déglutition moins difficile. (8 sangsues ; le reste, *ut suprà.*)

Le 23 : mieux-être sensible; les plaques sont comme transparentes, granulées, mais conservent leur étendue ; le cercle rouge qui les entoure est moins vif. (Cautéris. qui produit une douleur aiguë, répondant aux oreilles. Un morceau de pierre infernale est avalé par le malade ; deux verrées d'eau émétisées, prises en dix minutes, déterminent plusieurs vomissements ; les matières rendues sont bleuâtres et contiennent manifestement le sel d'argent en dissolution. Le malade ayant accusé une douleur vive dans un point de la région épigastrique, nous avons cru devoir lui administrer une demi-verrée d'eau légèrement chargée de sel de cuisine : cette douleur disparut très promptement.)

Le 25, le malade est très faible; aucun accident du côté du tube digestif; les plaques sont amincies, au point de laisser entrevoir le tissu muqueux dans plusieurs endroits. (Cautéris.; lait, trois tasses; on supprime les pédil.)

Le 28 : disparition de l'enduit couenneux; le malade ressent encore, pendant plusieurs jours, un sentiment d'ardeur dans la gorge; convalescence longue.

OBSERVATION IV.e

Diphthérite pharyngienne adynamique; mort.

Mouron Denis, domestique, âgé de 14 ans, d'une constitution médiocrement forte, éprouve, le 31 janvier 1842, des alternatives de chaleur et de froid, de la céphalalgie, un accablement général, une grande ardeur à la gorge et beaucoup de gêne dans la déglutition.

Le 1.er février, nous trouvons le malade dans l'état suivant : face pâle et bouffie; expression d'abattement; gonflement énorme des ganglions sous-maxillaires et cervicaux, de chaque côté; torticolis tellement douloureux, qu'il y a impossibilité d'imprimer à la tête le moindre mouvement de rotation; pouls déprimé à 84 puls.; refroidissement des extrémités; grande gêne dans la prononciation; haleine fétide; les tonsilles se touchent et refoulent en avant la luette, qui est très volumineuse, et offre cette teinte de chair blanchie à l'eau bouillante, qui précède presque toujours la formation des plaques pelliculaires; des concrétions membraneuses brunâtres recouvrent la portion des tonsilles qui reste exposée à la vue; enchifrènement. (Catap. émol.; sinapis., deux fois; gargar. chlorurés; cautéris. avec la solution d'azotate d'argent, toutes les 4 heures.)

Le 2 février : pâleur extrême de la face; pouls à 88 puls.; gonflement extérieur plus étendu, plus rénitent; langue gonflée à sa base, recouverte d'un enduit jaunâtre et gluant; écoulement semblable à de la lavure de chair, par les fosses nasales; expuition d'une matière visqueuse, mêlée de débris de pseudo-membranes et d'un sang noirâtre; déglutition presque impossible; rejet des liquides par le nez; chaque inspiration est bruyante et accompagnée de râle guttural; absence de toux; difficulté d'ouvrir la bouche, pour permettre l'examen; agitation continuelle; les tonsilles, ainsi que la luette, obstruent complètement l'isthme du gosier : cette dernière est embrassée, en son entier, par une membrane grisâtre, lisse et luisante; voix tout-à-fait éteinte. (Cautéris., 4 fois; gargar. chlorurés; large vésicatoire à la nuque; sinapis., toutes les 4 heures; lavement camphré (*bis*); frictions sur les membres avec la teinture de quinquina camphrée; inspiration d'alun en poudre.)

Le 3 : le malade a eu hier soir une hémorrhagie nasale très abondante; pouls misérable, pouvant à peine être perçu; prostration générale extrême; la physionomie exprime une tristesse profonde; les yeux cependant conservent à peu près leur expression naturelle, circonstance que nous avons toujours remarquée dans cette maladie, même aux approches de la mort; refroidissement de toute l'habitude du corps, avec sueur visqueuse; tuméfaction des ganglions lymphatiques et du tissu cellulaire sous-cutané, s'étendant jusqu'aux régions claviculaires; odeur insupportable de l'haleine; écoulement continuel d'un liquide brunâtre et fétide, par les fosses nasales et la bouche; anxiété et agitation grandes; menace de suffocation, à chaque instant; deux défaillances. (Inject. de la solution caustique par l'ouverture buccale; le reste, *ut suprà.*)

Le 4 : lèvres, gencives et langue brunâtres; odeur gangréneuse de tout le corps; pâleur livide de la face; conjonctives injectées; *décubitus* sur le côté droit; immobilité; bouche béante; gonflement comme emphysétameux, du cou et de la face; intelligence intacte; deux selles involontaires infectes et noirâtres; nouvelle épistaxis, qui détermine la mort, vers les 9 heures du soir. — Le vésicatoire présente une surface brune, sans ulcération.

OBSERVATION V.e

Diphthérite pharyngienne grave ; ablation des amygdales.

Anne Bondy, âgée de 22 ans, gardant habituellement le bétail, ressent, le 25 mars 1843, un peu de douleur dans la gorge, pesanteur de tête et malaise général.

Le 26, déglutition difficile, céphalalgie sus-orbitaire, ardeur dans la gorge, torticolis, agitation et insomnie la nuit, fièvre intense.

Le 27, jour de la première visite, nous reconnaissons : rougeur des mains, du cou et de la face; chaleur vive à la peau; pouls à 95 puls.; enchifrènement.

La cavité gutturale présente une rougeur générale, foncée, comme granitée; la tonsille gauche est gonflée et totalement recouverte par une pellicule blanchâtre, grenue et peu adhérente; luette énorme, comme œdémateuse; langue offrant un enduit épais et jaunâtre; torticolis fort douloureux. (Saignée de 300 gr.; cautéris. avec la pierre infernale; gargar. aluminés; pédil. sinap.; catapl. émoll.; diète; guimauve miellée.)

Le 28, la tonsille droite participe à l'engorgement, sans présenter de plaques couenneuses, mais elle offre cet aspect brillant et blanchâtre, dont il a déjà été question, et qui est l'annonce de leur développement; déglutition très difficile, par suite de la tuméfaction des tonsilles, qui se touchent presque; luette énorme et enveloppée d'une pellicule faisant l'office de fourreau; gonflement ganglionnaire considérable, de chaque côté; face bouffie et bleuâtre; odeur infecte de la bouche; écoulement nasal, séreux et jaunâtre; grand abattement; pouls à 100 puls.; voix nasonnée; vive anxiété. Il est difficile de reconnaître les limites de la pellicule primitivement formée. (Saignée de 300 gr., le matin; cautéris. avec l'acide chlorhydrique pur; sinap.; douze sangsues le soir; vomitif pour expulser les pseudo-membranes qu'on ne peut atteindre avec le caustique; poudre d'alun, à priser comme du tabac.)

Le 29, suffocation imminente. Comme il n'y a aucun signe de propagation de la diphthérite aux voies aériennes, nous nous décidons à faire l'ablation des amygdales. L'opération est faite suivant les préceptes de la chirurgie; un écoulement de sang assez considérable a lieu; nous l'arrêtons à l'aide d'un gargarisme astringent ; la malade est très faible, mais elle respire plus à l'aise ; nous cautérisons une membrane qui se trouve à la face postérieure du pharynx.

Le 30, déglutition facile, mais très douloureuse ; rejet des liquides par le nez ; engorgement extérieur moins fort ; les plaies des amygdales laissent encore suinter un peu de sang ; la luette est moins abaissée, moins volumineuse et commence à se dépouiller de son enveloppe pelliculaire ; la pseudo-membrane, en arrière, dans le pharynx, s'exfolie facilement ; face moins bouffie ; moins de prostration ; le pouls se relève, 80 puls. ; un peu de toux, sans caractère croupal. (Cautérisat. ; catapl. ; gargar. aluminés ; lait).

Le 8 avril, guérison. La gorge cependant reste sensible longtemps encore et la voix nasonnée ; les liquides et les aliments peu solides continuent à être rejetés par le nez ; la prononciation est difficile ; cet état persiste pendant plus de trois mois.

OBSERVATION VI.e

Diphthérite pharyngienne ; abcès sous-maxillaire ; guérison.

Daguin Jean, âgé de 19 ans, d'un tempérament lymphatique, à peine remis d'une fracture de cuisse, est atteint de l'épidémie, le 16 janvier 1843, huit mois après une petite nièce qui habite le même appartement. Il éprouve les principaux symptômes énumérés dans les précédentes observations ; il est traité au moyen de deux applications de sangsues et la cautérisation avec la pierre infernale. Au huitième jour, il entre en convalescence : à cette époque il a l'imprudence de faire un trajet assez long, par un temps froid et humide, et en rentrant chez lui, il devient en proie à une recrudescence violente de la maladie.

Le 24 janvier, le malade nous offre l'état suivant : grande chaleur à la peau; céphalalgie très vive; face pâle et bouffie: yeux larmoyants; 90 puls. au pouls; gonflement ganglionnaire avec douleur et rénitence, du côté gauche du cou; difficulté extrême pour avaler; rougeur foncée de toute la cavité gutturale; tuméfaction considérable de la langue, qui conserve, sur les bords, l'impression des dents; intumescence des amygdales, surtout de la gauche, sur laquelle s'est développée une concrétion brunâtre; luette allongée et rouge; prononciation très difficile; voix nasonnée; écoulement nasal et rejet des liquides par le nez; expression d'abattement; grande agitation; râle guttural. (Saignée de 300 gr. le matin; 10 sangsues le soir, sur la tumeur extérieure; cautéris. avec l'azotate d'argent liquide, toutes les 4 heures; gargar. chloruré; catapl. émol.; pédil. sinap.; orge miellée; diète.)

Le 25, même état; cependant la fausse membrane qui recouvre l'amygdale gauche et qui ne s'est point étendue au-delà, s'exfolie, et celles de seconde formation prennent une couleur moins foncée, ce qui nous fait porter, sur l'issue de la maladie, un pronostic plus favorable. L'engorgement extérieur s'étend sur toute la partie latérale du cou, et gêne le malade pour ouvrir la bouche; lèvres recouvertes de concrétions brunâtres; odeur fétide de la bouche; pouls à 95 puls.; expuition continuelle d'une matière visqueuse, sanguinolente parsemée de débris membraneux. (8 sangsues sur la tumeur; le reste, *ut suprà.*)

Le 26, le pouls reprend de la force; le malade a rendu quantité de fausses membranes; le gonflement des tonsilles et de la luette a diminué; disparition de l'exsudation couenneuse; engorgement extérieur plus douloureux, présentant un aspect phlegmoneux; raideur de tout le cou; frissons irréguliers. (Insufflation d'alun; le reste, *ut suprà.*)

Le 27, la gorge va mieux; la tumeur se limite, devient moins dure à son centre, et menace de se terminer par suppuration; 85 puls. au pouls. (Calomélas, 6 décigr., pour combattre la constipation; catapl. émol.)

Le 28, même état.

Le 29, fluctuation évidente; ouverture de l'abcès, qui donne un demi-litre d'un pus phlegmoneux. (Catapl.; laitage.)

Guérison, le 8 février; convalescence longue; la voix reste nasillarde pendant plusieurs mois.

OBSERVATION VII.e

Diphthérite pharyngienne; rougeole; guérison.

Françoise Colas, bonne d'enfants, âgée de 22 ans, de petite taille, tempérament lymphatique, habite une maison où se trouve un enfant étranger atteint de rougeole compliquée de l'angine couenneuse. Le 8 janvier 1843, elle éprouve un peu de malaise, de pesanteur de tête, une fièvre légère; elle continue cependant son service auprès de l'enfant qui lui est confié.

Le 9, ces symptômes ont augmenté : la partie antérieure du cou, la face présentent une rougeur prononcée; yeux larmoyants; enchifrènement et éternuements; violente céphalalgie; nausées; selles diarrhéiques; toux sèche; paroxisme fébrile, qui a débuté par un frisson prolongé; pouls à 90 puls.; chaleur à la gorge; déglutition pénible accompagnée de mouvements de la tête et du cou; les amygdales sont tuméfiées, surtout la droite; luette allongée et doublée de volume; couleur rouge violacé de toute la cavité gutturale. (12 sangsues au cou; catapl. émol.; gargar. avec le miel rosat; guimauve gommée; diète.)

Le 10 : face bouffie; yeux brillants et injectés; chaleur intense de la peau, avec sentiment de picotement; soif ardente; éruption rubéaleuse à la face, au cou, au tronc et bientôt sur les extrémités antérieures; augmentation des phénomènes généraux; gonflement ganglionnaire, à droite, très douloureux; une plaque couenneuse, grise, à bords déchiquetés, recouvre la partie médiane de l'amygdale droite, qui est déprimée sur ce point; bronchite; deux nouvelles selles liquides. (10 sangsues au cou; cautéris. avec la pierre infernale; catapl. émol.; sinap., deux fois; gargar. acidulé; deux demi-lavements émol.; diète.)

Le 11 : moins de courbature générale; pouls à 85 puls.; chaleur halitueuse de la peau; l'exanthème recouvre toute la surface cutanée; une pellicule nacrée, peu épaisse, recouvre l'amygdale gauche, s'étend sur le pilier antérieur du voile, et sur la partie correspondante de la luette du même côté; *(ut suprà.)*

Le 12, exfoliation des pseudo-membranes; celles qui se reproduisent sont minces et peu adhérentes; l'éruption cutanée a atteint son summum d'intensité; 80 puls.; toux catarrhale fréquente; du râle muqueux se fait entendre principalement à droite; langue chargée, rouge à la pointe; *(ut suprà.)*

Le 13 : face moins rouge et moins bouffie; 72 puls.; la tonsille gauche a diminué de volume et n'offre plus de pellicules. (Insuffl. d'alun pour remplacer la cautéris.; on supprime les sinap.; le reste, *ut suprà.*)

Le 14 : amélioration générale; il n'existe plus qu'une plaque mince sur la tonsille droite, adhérente et qui tend à être résorbée; le gonflement extérieur a disparu; desquamation à la face et au cou. (Alun; gargar.)

Le 15, l'éruption ne laisse plus de traces qu'aux extrémités inférieures; l'exsudation couenneuse a disparu; la déglutition commence à s'exécuter facilement; la malade accuse une douleur vive au poignet gauche, qui est gonflé; c'est une affection rhumatismale, par refroidissement. (Gargar.; catapl. émol. sur le poignet.)

Le 16 : desquamation générale; la douleur du poignet a beaucoup diminué; la malade a toussé la nuit. (Violette édulcorée; julep calmant; laitage.)

Le 20, convalescence; (huile de ricin, 45 gram.)

Nota. Cette jeune fille a été traitée dans un appartement séparé : nous avons dû conseiller aux parents d'éloigner leur enfant dans le but d'éviter la contagion. Ce dernier n'a point été atteint.

OBSERVATION VIII.e

Diphthérite pharyngienne ; pneumonie consécutive ; mort.

Jeannin Jeanne, âgée de 10 ans, d'une constitution médiocrement forte, bien portante habituellement, ressent, le 1.er février 1842, les symptômes suivants : torticolis, pesanteur de tête, courbature générale, puis gêne de déglutition et chaleur à la gorge, frissons irréguliers, nausées et vomissements.

Nous l'examinons le 2 février et nous trouvons : chaleur vive à la peau ; pouls à 92 puls., faible ; yeux larmoyants ; face colorée ; enchifrènement ; prononciation difficile ; céphalalgie sus-orbitaire ; engorgement glandulaire à gauche, douloureux ; l'amygdale gauche gonflée, d'un rouge violacé, ayant à son centre une pellicule peu épaisse, grisâtre, lisse et adhérente ; l'amygdale droite est légèrement engorgée, mais présente cet aspect mamelonné et luisant qui précède l'exsudation couenneuse ; l'épithélium paraît soulevé par places, et simule un véritable état vésiculaire ; le voile du palais, ses piliers, la région postérieure du pharynx, sont d'un rouge foncé ; langue gonflée à sa base et recouverte d'un enduit jaunâtre ; toux rare et sans raucité. (12 sangsues au cou ; cautéris. avec la pierre infernale ; gargar. de guimauve acidulé, avec le miel rosat ; pédil. sinap., deux fois ; catapl. émol. ; orge miellée ; diète et insufflation d'alun, dans l'intervalle de l'application caustique.)

Le 3 : face bouffie et pâle ; grand abattement ; haleine fétide ; écoulement nasal ; déglutition très difficile ; pouls à 103 puls., déprimé ; les tonsilles sont tuméfiées au point de se toucher ; sur la gauche, la plaque membraneuse s'est étendue en bas ; elle est toujours grise, mais elle s'exfolie ; la droite présente une pellicule peu étendue, lisse, d'un jaune mat, et se trouve encore adhérente ; toux catarrhale. (8 sangsues ; cautéris. avec l'azotate d'argent liquide ; vomitif, deux fois ; sinap., deux fois ; catapl. émol. ; gargar. chloruré ; inspiration d'alun ; diète.)

Le 4, la malade a rendu quelques détritus de pellicules, avec les matières de vomissement ; voix moins nasonnée ; moins de prostration ; gonflement extérieur moins rénitent, moins douloureux et plus limité ; pouls à 95 puls. ; l'amygdale droite est rentrée dans ses limites et ne présente plus de concrétions ; la gauche est déprimée dans son centre où il existe encore une plaque adhérente, et qui disparaîtra par résorption ; la luette est restée libre ; constipation opiniâtre. (Cautéris. ; on supprime le vomitif et les rubéfiants ; lavement de mauve ; calomel, 3 décigr.)

Le 6, il n'existe plus qu'un petit point blanchâtre et transparent, sur l'amygdale gauche ; cependant le pouls reste fréquent ; persistance de la toux catarrhale ; 2 selles. (Viol. édulc., julep pect.)

Le 7, les amygdales sont à peine perceptibles entre les piliers du voile du palais ; la luette est redressée en avant et a perdu de son volume normal ; la toux continue. (Trait., *ut suprà.*)

Le 12, nous sommes appelé de nouveau auprès de la malade, que nous trouvons dans le plus fâcheux état : pouls filiforme, irrégulier; plaintes continuelles; face plombée; extrémités froides; diarrhée; toux catarrhale; quarante inspirations par minute; expectoration de crachats peu nombreux, peu aérés, contenant quelques parties rouillées et transparentes, d'autres striées de sang et opaques; matité du côté gauche de la poitrine, en avant et en arrière, dans le tiers inférieur, avec absence de bruit respiratoire sur ce point; râle sous-crépitant et muqueux en haut, mêlé de craquements humides; souffle bronchique en haut et en arrière; à droite, diminution de la sonorité dans presque toute l'étendue de cette région, mais surtout en bas; râle trachéal très bruyant. Nous reconnaissons l'existence d'une pneumonie consécutive; l'inflammation diphthéritique n'a laissé d'autres traces qu'un peu de rougeur dans la fosse gutturale. (Vésicatoires sur la poitrine, aux aisselles; looch blanc émétisé, —émétique 3 décigr.; — violette édulcorée; sinap. aux extrémités.)

Le 13 : altération profonde des traits, refroidissement général avec sueur visqueuse; pouls presque imperceptible; toux fréquente; expectoration nulle; matité complète à droite; prostration extrême; selles involontaires. (Trait., *ut suprà.*)

La mort a lieu le 14 au matin.

OBSERVATION IX.[e]

Diphthérite pharyngo-laryngienne (angine diphthéritique de M. Bretonneau), croup consécutif; évacuations sanguines coup sur coup; vomitifs répétés; guérison.

Château Claude, âgé de 7 ans, d'une bonne constitution, est pris d'angine diphthéritique deux mois après sa mère, quatre mois après un jeune frère âgé de 2 ans, atteints tous les deux d'angine pseudo-membraneuse. Le 1.er janvier 1843, il se plaint de la gorge, et la déglutition devient gênée.

Le 2, il présente les symptômes suivants : chaleur prononcée à la peau, avec rougeur à la face et à la partie antérieure du cou; injection des conjonctives; céphalalgie vive; pouls à 100 puls.; tuméfaction ganglionnaire à gauche. L'amygdale droite est gonflée, rouge et offre une concrétion couenneuse, blanchâtre et d'un aspect granulé; la tonsille gauche est également volumineuse, luisante et mamelonnée; toute la cavité gutturale est le siége d'une rougeur fleurie; la luette est allongée et comme transparente; toux rare, mais un peu sèche et rauque; inspiration un peu sifflante; voix profonde et voilée; grande gêne de déglutition; torticolis général; langue chargée et pointillée de rouge à ses bords; nausées et vomissements; ronflement laryngien (*sonitus crepitans*) pendant le sommeil : ce ronflement, plus sonore pendant l'inspiration, se compose de deux bruits alternant avec les mouvements respiratoires. (12 sangsues, 6 le matin, 6 huit heures après la première application, au-devant du larynx; cautéris. avec la solution d'azotate d'argent; catapl. émol.; gargar. aluminé; orge miellée; sinap. promenés sur les extrémités inférieures; diète.)

Le 3, l'état du malade s'est aggravé; les tonsilles se touchent; la droite, ainsi que la luette, se recouvre de pellicules; toux croupale, fréquente, mais ne revenant point par quintes, comme dans le croup primitif; l'inspiration continue à être sifflante, et la voix s'éteint; ronflement laryngien plus crépitant, plus humide; écoulement nasal; odeur nauséeuse de la bouche; bouffissure de la face, qui pâlit: le gonflement ganglionnaire s'est étendu du côté droit; 114 puls. Le petit malade a vomi quatre fois hier, et a rendu plusieurs lambeaux de fausses membranes; deux selles diarrhéiques; grande anxiété. (4 sangsues le matin et 4 le soir; vomitif de cinq en cinq heures; cautéris.; sinap.; frictions sur le cou et la région supérieure de la poitrine, trois fois avec la pommade stibiée; gargar. aluminé; lavement émoll.)

Le 4, l'exsudation membraneuse embrasse les amygdales et la luette dans leur entier; les pellicules sont lisses, d'un jaune mat, et adhérentes; expuition continuelle d'une matière visqueuse et sanguinolente; extinction complète de la voix; l'enfant accuse une douleur vive à la région du larynx; pouls faible, à 116 puls.; abaissement de la température de la peau; prostration des forces; face blafarde; assoupissement; les liquides reviennent par le nez; il y a eu deux vomissements, contenant quelques détritus membraneux, et plusieurs déjections alvines : hémorrhagie nasale assez abondante ; la pommade stibiée fait naître une multitude de pustules coniques ; il existe une rougeur vive dans leurs intervalles. (Cautéris.; vomitif matin et soir ; lavement amylacé ; le reste, *ut suprà.*)

Le 5 : pouls plus plein, à 100 puls. ; physionomie moins abattue ; les pellicules s'exfolient ; les pustules cutanées entrent en suppuration ; (*ut suprà.*)

Le 6 : inspiration moins sifflante ; voix moins rauque ; la toux conserve toujours son caractère croupal, mais elle est devenue humide ; chaleur plus naturelle ; le pouls se relève ; la tonsille gauche et la luette sont moins engorgées ; les plaques qui les recouvrent deviennent demi-transparentes, d'un blanc de lait caillé ; l'enfant a pu reposer quelques heures, la nuit. (Insuffl. d'alun ; laitage ; on supprime les vomitifs et les sinap.)

Le 7 : amendement remarquable ; toux devenue catarrhale ; voix moins sourde ; l'inspiration ne reste sifflante que pendant la toux ; (*ut suprà.*)

Le 10 : desquamation des fausses membranes ; diminution rapide du volume des amygdales et de la luette ; l'engorgement extérieur est presque nul ; l'éruption cutanée entre en dessication ; les principaux symptômes du croup ont disparu ; retour du sommeil, mais faiblesse extrême ; cessation de la diarrhée. (Régime analeptique.)

Le 12, les amygdales se voient à peine entre les piliers du voile du palais ; la luette est réduite au tiers de son volume normal, cependant la gorge reste sensible.

La convalescence est longue, et la voix demeure altérée pendant plusieurs mois.

OBSERVATION X.e

Diphthérite pharyngienne ; croup consécutif ; mort.

Vadrot Jeanne, âgée de 23 ans, d'un tempérament lymphatique, gardant habituellement le bétail, est le premier sujet atteint d'angine couenneuse épidémique dans la commune de Poil *(Nièvre)*.

Elle reste cinq jours sans appeler les secours de l'art, ignorant la gravité de son mal ; voici quel était son état, le 23 novembre 1841 :

Chaleur de la peau peu élevée ; pouls déprimé, à 90 pulsations ; prostration remarquable ; face pâle et bouffie ; tuméfaction considérable, surtout à droite des ganglions lymphatiques sous-maxillaires ; voix nasonnée ; prononciation difficile ; haleine fétide ; déglutition fort gênée ; expuition d'une matière gluante, bulleuse et mêlée de détritus membraneux ; enchifrènement et écoulement nasal roussâtre ; langue gonflée à sa base et chargée d'un enduit limoneux ; les tonsilles, principalement la droite, sont si volumineuses qu'elles se touchent presque ; des concrétions épaisses, opaques et grisâtres les recouvrent en entier, et s'étendent sur le pilier antérieur du palais, du côté droit ; luette allongée, transparente ; inspiration bruyante et accompagnée de râle guttural ; toux rare et semblant tenir à l'embarras de la cavité pharyngienne ; constipation et insomnie. (Cautéris. avec la solution d'azotate d'argent, de 4 en 4 heures ; gargarisme chloruré; catapl. émol.; sinap., deux fois; sirop de mûres avec guimauve édulcorée; lavement huileux; alun à priser comme du tabac.)

Le 24, réjection des liquides par le nez; *(ut suprà.)*

Le 25, les concrétions sont moins adhérentes et commencent à s'exfolier; une selle a eu lieu.

Le 26 : déglutition plus facile; tonsilles moins gonflées; la plaque couenneuse, qui tapissait la gauche, a été remplacée par une nouvelle, plus mince, comme lichénoïde et blanchâtre; le pilier du palais est dénudé; la luette offre, à droite, une pellicule à bords déchiquetés et se replie en forme de crochet, de ce côté; douleurs auriculaires très vives, surtout lors de l'application du caustique.

Le 27, l'amygdale gauche est dénudée, mais elle reste volumineuse et prend une teinte violacée; il existe encore sur la droite une concrétion brunâtre, plus mince que les primitives et entourée d'un cercle rouge; la luette est moins abaissée, reste toujours recourbée en crochet, et ne présente plus qu'un point diphthéritique qui semble disparaître par résorption; l'engorgement extérieur est réduit de moitié; la céphalalgie a disparu; quatre heures de sommeil; (*ut suprà*, laitage.)

Le 28, la face n'est plus bouffie, elle reprend une coloration plus naturelle; déglutition facile; le pouls se relève; desquamation de l'enduit couenneux. (Gargar. acidulé; laitage.)

Le 29, au moment où tout nous faisait présager une issue heureuse de la maladie, il se manifeste, dans la nuit du 28 au 29, des symptômes qui ne laissent aucun doute sur sa propagation dans le canal aérien. Nous constatons de l'enrouement; la toux est rauque; l'inspiration devient pénible et s'accompagne du sifflement laryngé; l'examen fait reconnaître que l'épiglotte et l'orifice supérieur du larynx sont d'un rouge vif; la physionomie exprime la plus grande anxiété; pouls à 95 puls., irrégulier. (8 sangsues sur la partie antérieure du larynx; vomitif répété toutes les 5 heures; large vésicatoire sur la région sternale; violette édulcorée.)

Le 30, le vomissement a été difficilement obtenu : la malade a rendu une concrétion membraneuse épaisse, élastique, ayant une longueur de 27 millim., à peu près; cette expulsion a produit un soulagement de quelques heures; bientôt cependant la despnée augmente; la toux est plus fréquente et plus sourde; les lèvres deviennent livides; quelques mouvements convulsifs se produisent dans les mâchoires; les extrémités se refroidissent; le danger est imminent; la trachéotomie est proposée; les parents s'y opposent. (On continue les vomitifs.)

Le 1.er décembre, il y a tolérance pour les vomitifs; le vésicatoire se recouvre d'une fausse membrane brune et très épaisse. — Le 2, la malade meurt avec l'intégrité parfaite des fonctions intellectuelles.

Nota. Nous avons appris que la mère de cette jeune femme a partagé son lit pendant la maladie sans en être atteinte.

II

QUELQUES RÉFLEXIONS

SUR

LA DIPHTHÉRITE CROUPALE.

Plusieurs cas de croup, et notamment celui qui fait le sujet de la IX.e Observation, nous ont permis de constater un ronflement particulier, pendant l'état de sommeil, qui n'a point, à notre avis, attiré assez l'attention, puisque deux praticiens seulement en ont fait mention jusqu'à ce jour : Albers de

Brême (1807) et M. le docteur Marotte, [*Gazette méd.*, 1842.]

Suivant le dernier, ce ronflement, auquel Albers a donné le nom de *sonitus crépitans*, et que nous proposons d'appeler *ronflement croupal*, n'est que l'exagération des différents bruits déterminés par les mouvements respiratoires, pendant l'état de veille, lesquels sont rendus plus intenses par la difficulté de respirer, ordinairement plus grande pendant le sommeil. Ce bruit s'exécuterait dans le larynx et l'arrière-gorge, et serait, quand à son rhythme et à son intensité, soumis aux deux mouvements de la respiration, c'est-à-dire, se composerait de deux bruits alternatifs, dont l'un, plus fort que l'autre, correspond à l'inspiration ou à l'expiration, suivant que l'une d'elles est plus bruyante et plus difficile.

Suivant le même auteur, ce ronflement se présente avec deux caractères distincts : il est sec ou humide. La sécheresse s'observe surtout au début de la maladie, et lorsque l'état inflammatoire est prédominant; l'humidité plus ou moins prononcée semble tenir à une période plus avancée; elle paraît due au passage de l'air, qui brasse le mucus et les pseudo-membranes détachées qui obstruent le larynx.

M. Marotte déduit cette conséquence, que ce symptôme peut fournir d'utiles renseignements pour le diagnostic, le pronostic et le traitement de la laryngite membraneuse. En effet, le sonitus laryngien ne peut appartenir qu'à une affection du larynx, et doit par conséquent concourir à caractériser le croup. — S'il est sec et métallique, on doit penser que l'état inflammatoire persiste, qu'il y a toujours tendance à la sécrétion de la matière plastique, d'où découle l'indication des évacuations sanguines. — Si, au contraire, il est devenu humide et crépitant, c'est que les fausses membranes commencent à se détacher et à flotter librement dans le canal aérien, circonstance qui indique l'emploi des vomitifs. — Enfin, dans le premier cas, le pronostic est évidemment plus grave que dans le second, et il devient des plus favorables, si le ronflement cesse entièrement.

Outre ces avantages, nous ajouterons que ce symptôme peut servir à établir le diagnostic différentiel entre la laryngite striduleuse ou pseudo-croup, et la laryngite croupale, puisque son existence est essentiellement liée à la présence de l'enduit couenneux. On sait que l'angine striduleuse guérit spontanément, et par conséquent sous l'influence des médications les plus différentes, tandis que le croup vrai n'a jamais une issue favorable lorsqu'il est abandonné aux seules ressources de la nature, et résiste même, le plus souvent, aux méthodes curatives les plus rationnelles. Or, appliquer au pseudo-croup, qui n'exige que le traitement des rhumes légers, la médication de la diphthérite trachéale, c'est s'exposer à mettre en usage des moyens thérapeutiques, non-seulement inutiles, mais susceptibles, par eux-mêmes, de prolonger la durée de la maladie. Un signe qui pourrait fixer une ligne de démarcation bien tranchée entre les deux ordres de laryngites, ferait éviter ce grave inconvénient : le ronflement laryngien, quand il existe, nous semble appelé à remplir ce but.

Nous sommes également convaincu que, dans les cas intenses de croup, ce phénomène pathologique peut aider à décider de l'opportunité de la trachéotomie. L'utilité de cette opération n'est plus contestée aujourd'hui, et M. le professeur Trousseau [*Répert. des sciences méd.*, t. IX, p. 384, an 1835] a cherché à démontrer, par des faits nombreux, qu'elle n'avait jamais de résultats plus heureux que lorsqu'elle était pratiquée le plus tôt possible, c'est-à-dire, dès que l'on supposait l'exsudation. En se conformant exactement à ce précepte, on arriverait à trachéotomiser des individus qui pourraient guérir par un traitement énergique, et à reproduire ces faits qui ont été un argument puissant en faveur des praticiens opposés à l'opération hâtive, alors que l'on ne trouvait pas de pellicules formées dans le tuyau aérifère. Le *sonitus crépitans* ne pourrait-il pas être un guide, dans cette circonstance, en donnant la certitude du développement de l'enduit couenneux ?

Un mot sur les vomitifs. — Jurine, Vieusseux, Albers, Serlo de Crossen, etc., avaient remarqué que l'émétique ne produisait pas toujours des vomissements d'autant plus nombreux qu'on en répétait davantage l'administration; mais que leur action, au contraire, s'épuisait de plus en plus; en un mot, qu'il s'établissait une sorte de tolérance, qui nécessitait des doses plus fortes et plus rapprochées, pour obtenir des effets quelquefois moins prononcés qu'au début. La même observation a été faite dernièrement par M. Marotte [*loc. cit.*]; nous l'avons vérifiée de nouveau, et nous sommes fondé à admettre cette tolérance comme un état ordinaire, à la suite de l'emploi prolongé du tartre stibié, même à petites doses, mais données à de courts intervalles.

Nous avons souvent fait emploi du sulfate de cuivre, singulièrement vanté par Serlo de Crossen contre le croup, et conseillé par le docteur Hoffman [*Journal d'Hufeland*]. Ce médicament ne perd point de sa propriété vomitive sous l'influence d'une administration prolongée, mais il offre l'inconvénient de déterminer, sur la muqueuse gastro-intestinale, une violente réaction que ne produit jamais l'émétique, même à 30 et à 40 centigr., en 24 heures.

Dans les derniers temps de l'épidémie, nous nous sommes assuré que par l'adjonction de l'ipécacuanha au tartrate de potasse et d'antimoine, on pouvait éviter la tolérance. Par son trop grand volume et par son odeur nauséabonde si repoussante, l'ipécacuanha étant d'une difficile administration chez les enfants, nous avons fait usage de la préparation suivante :

Tartre stibié, ...	10	centigrammes.
Emétine brune, . . .	20	*id.*
Eau, ...	60	grammes.
Sirop de fleurs d'oranger, .	20	*id.*

à prendre par cuillerées à café, de dix en dix minutes, jusqu'à effet vomitif.

Nous terminons ces quelques réflexions relatives au croup, en proclamant la supériorité de la méthode de M. le docteur Delarroque, nous voulons parler du *vomissement répété, considéré comme agent principal dans le traitement du croup confirmé* [*loc. cit.*]. Si, jusqu'à la publication de la note du médecin de l'hôpital Necker, la laryngite membraneuse a été considérée comme une maladie des plus graves et le plus souvent mortelle, c'est que, il faut le dire, l'activité et la hardiesse du traitement n'ont jamais été en rapport avec la rapidité et l'intensité du mal.

L'application de cette médication énergique doit donc désormais imposer à cette affection, jusqu'ici si redoutable, les proportions d'une maladie bénigne, puisque M. Delarroque affirme qu'à l'exception d'un enfant, dont le croup coïncidait avec une méningite, et qui, évidemment, succomba par suite de cette dernière affection, il n'a pas souvenir d'un seul individu qu'il ait perdu, après l'avoir soumis à l'action des moyens qu'il préconise dans son mémoire, c'est-à-dire l'emploi simultané, et dans l'espace d'une heure, une heure et demie, des saignées locales, des vomitifs, des dérivatifs, etc., etc.

Si nous n'avons point obtenu les mêmes succès, nous devons en accuser, et la nature épidémique du croup, plus grave dès lors, et la distance souvent considérable qui nous séparait des malades et nous empêchait de surveiller le traitement, et enfin, la négligence déplorable des parents à nous faire appeler à temps, c'est-à-dire dès le début du mal.

Il est vrai de dire que la diphthérite croupale ne s'est montrée que vers la fin de l'épidémie, et s'est continuée surtout après. Les cas étaient isolés et n'avaient lieu qu'à des distances souvent fort éloignées. Aussi les gens de nos campagnes, qui connaissaient très bien l'angine couenneuse, parce qu'elle avait été généralement répandue, prenaient toujours le croup primitif pour un simple rhume, d'autant mieux que les petits malades marchaient et mangeaient, le plus ordinairement, jusqu'à la dernière période de la maladie. Les parents ne soupçonnaient le danger que lorsque l'asphyxie était imminente. — La trachéotomie était trop incertaine elle-même, pour oser en tenter l'essai, alors qu'il existait déjà, contre cette opération, une opposition fortement prononcée.

III

DIPHTHÉRITE CUTANÉE.

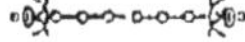

Les Annales de médecine nous apprennent que, dans certains cas d'angine maligne, quelques épidémiographes avaient remarqué sur la peau différents états morbides d'un mauvais aspect.

Ainsi, pour ne faire que les citations les plus importantes, suivant Starr (Londres, 1749), quelques malades présentaient des pustules corrosives sur diverses parties du corps, mais principalement aux fesses et au voisinage de l'anus. Ces pustules étaient profondes et menaçaient de tomber en gangrène.

Bergius (Stockolm, 1757) avait observé que chez certains enfants le cou se tuméfiait, et qu'il s'y formait des *ulcérations distillant une humeur ichoreuse.*

Thomas Denmann (Londres, 1790) dit que les parties sur lesquelles on avait appliqué des vésicatoires se gangrénaient, et que plusieurs sujets périrent d'épuisement par suite *d'exulcérations gangréneuses au nombril.*

Samuel Bard [Traduct.: Paris, 1810] avait fait la même observation relativement aux vésicatoires; bien plus, il décrit avec exactitude l'aspect pseudo-membraneux des ulcérations qui apparaissaient quelquefois derrière les oreilles et sur d'autres régions de l'enveloppe cutanée. Cet habile observateur avait entrevu déjà l'analogie qui pouvait exister entre la lésion du pharynx et celles que présentait souvent la peau.

La science en était là, quand M. Bretonneau (1826), à qui l'on doit la connaissance de la véritable nature de l'angine couenneuse, démontra, d'une manière irrécusable, que la diphthéropathie avait partout les mêmes caractères. Son traité sur l'inflammation pelliculaire renferme de précieux documents sur la diphthérite cutanée.

Enfin, M. le professeur Trousseau, mettant à profit les idées du savant médecin de Tours, nous a donné, dans les Archives gén. de méd., t. XXI, p. 541, et dans son article du Répertoire génér. des sc. méd., 1835, t. X, sur la diphthérite cutanée, le tableau le plus complet de cette maladie fixée sur le système tégumentaire externe.

A ces faits déjà si riches, nous n'aurons qu'à en ajouter un qui mérite quelque importance. M. Trousseau, dans le dernier ouvrage cité, p. 388, avance n'avoir jamais vu la diphthéropathie se développer à la peau, sans que cette membrane ne fût préalablement privée de son épiderme; sans que, par conséquent, elle ne fût plus ou moins voisine de l'organisation du tissu muqueux.

Si nous sommes forcé d'admettre, avec l'auteur, que les plaies diverses, récentes ou chroniques, les affections herpétiques, les vésicatoires, etc., deviennent souvent l'occasion du développement de la diphthérite cutanée, nous déclarons aussi que, le plus habituellement, nous l'avons vue surgir spontanément. Nous devons même manifester notre étonnement de ce que cette particularité, que nous avons observée si fréquemment, n'ait point apparu au professeur de Paris, dans le cours de l'épidémie qui s'est déroulée devant ses yeux.

Il est aussi un point sur lequel nous croyons devoir insister pour prouver, s'il était besoin encore, la parfaite identité qui existe entre l'inflammation pelliculaire des muqueuses et la diphthérite cutanée; c'est que, pendant notre période épidémique, sous l'influence de la même cause et d'une prédisposition semblable, nous avons vu la diphthéropathie sévir simultanément sur plusieurs membres de la même famille, envahissant chez celui-ci la muqueuse pharyngienne, chez celui-là le tissu cutané, chez un autre les voies respiratoires, chez un dernier, enfin, tous ces organes à la fois ou successivement, et ne présentant d'autres modifications que les différences symptomatiques propres à chaque région. — Quelques exemples :

Dans la communauté Ch...., composée de douze personnes, la maladie s'est montrée au pharynx chez trois sujets; dans les canaux aériens, chez un seul; à la peau chez un autre. Notons ici, pour démontrer l'influence des idiosyncrasies sur l'invasion ou le mode de propagation de l'épidémie, que dans cette communauté une seule fraction de la famille en a été atteinte, et qu'elle ne s'est point étendue aux autres, quoique toutes les conditions en faveur de la contagion s'y trouvassent, telles que malpropreté, contact permanent, étroitesse d'habitation, etc.

Dans la famille R...., sur cinq sujets trois ont éprouvé la diphthérite pharyngienne; le quatrième, la diphthérite croupale; chez le cinquième, la maladie siégeait aux voies aériennes et sur la peau.

Dans la communauté T...., comprenant treize individus, quatre ressentent les atteintes de la diphthérite pharyngienne, un autre éprouve la diphthérite croupale, et enfin un dernier [*Obs.* III] la diphthérite cutanée. Nous ferons remarquer que le frère aîné et ses enfants, seuls, subissent l'épidémie qui respecte l'autre branche. Ce fait, nous le demandons, n'est-il pas concluant pour prouver la propriété non contagieuse de la diphthéropathie?....

Dans la famille M...., quatre personnes deviennent en proie à l'angine couenneuse : le père subit une pleuro-pneumonie, et chez lui, un vésicatoire, appliqué sur le thorax, prend le caractère diphthéritique [*Obs.* IV].

Les quatre enfants M... subissent l'épidémie : deux présentent les symptômes de la diphthérite pharyngienne; le troisième, ceux de la diphthérite buccale;

et enfin le quatrième, les signes de l'inflammation pelliculaire siégeant au pharynx et à la peau.

Dans la maison J...., ayant un personnel de onze individus, cinq prennent l'angine couenneuse ; une petite fille, après plusieurs récidives de la maladie, est atteinte du croup et en meurt sans avoir présenté aucune trace d'exsudation couenneuse au pharynx.

Dans la famille F...., cinq enfants deviennent malades ; chez l'un d'eux, la diphthérite se déclare à la peau ; chez deux autres, elle envahit le pharynx ; chez le quatrième, elle attaque la muqueuse pharyngienne et la peau en même temps ; enfin, le dernier est atteint successivement, et à des intervalles assez éloignés, de la diphthéropathie à l'arrière-gorge, à la peau, puis aux voies respiratoires. L'élément épidémique a donc pu, sous l'empire d'une organisation déterminée, faire naître indistinctement chez les mêmes sujets l'inflammation diphthéritique sur des tissus divers. La même cause ne doit-elle pas produire les mêmes effets, les mêmes lésions pathologiques, modifiées seulement et par la texture anatomique, et par l'irritabilité variable des organes ?

Qu'il nous soit permis d'aborder encore une fois la question de la contagion à propos de la diphthérite cutanée, considérée par l'honorable professeur dont il est fait mention plus haut, comme la variété de la diphthéropathie, possédant, au degré le plus éminent, la propriété de se transmettre de l'individu malade au sujet sain. Loin de partager cette opinion, nous appliquerons à l'affection dermoïque les principes que nous avons émis à l'occasion de l'angine couenneuse : nous y renvoyons. Il est un point, cependant, sur lequel nous nous arrêterons un instant.

Pour établir la preuve de la transmission immédiate, on a objecté que, chez les sujets affectés, le produit diphthéritique propageait la maladie par le contact d'un point atteint à une autre partie intacte. Nous répondons que le même fait s'observe pour l'impétigo infantilis (porrigo larvalis), qui certes n'a point été regardé comme contagieux. Il suffit, à notre avis, de la diathèse diphthéritique pour expliquer cet envahissement successif. Il serait difficile ensuite de comprendre la propagation de la maladie par le simple contact, alors que, dans l'expérience tentée par M. Trousseau sur lui-même, le fluide morbide porté, par inoculation dans les tissus, n'a déterminé aucun phénomène pathologique.

Pour ne pas faire des répétitions inutiles, nous nous abstiendrons de produire le tableau descriptif de la maladie, renvoyant pour cet objet à nos Observations détaillées.

Pendant longtemps le traitement de la diphthérite cutanée s'est ressenti des notions incomplètes que l'on avait sur sa nature. Si S. Bard a eu le pressentiment du véritable caractère du mal, d'un autre côté, il n'indique aucun moyen curatif à lui opposer. M. Bretonneau lui-même, dans son excellente monographie, à peine sème-t-il, çà et là, quelques données thérapeutiques qui aient trait à cette affection. Les seuls préceptes raisonnés que la science possède, ont été posés par M. Trousseau [*loc. cit.*, p. 394]. Mais, basés sur des faits recueillis dans le cours d'une seule épidémie, ces préceptes avaient besoin de la sanction de l'expérience, et demandaient à être confirmés par l'étude de nouvelles épidémies. Ayant eu à traiter un grand nombre d'individus atteints de la diphthérite dermoïque, nous avons pu faire une fréquente application des divers agents proposés par M. Trousseau, et juger de leur efficacité relative. Quelques réflexions cliniques comparatives rendront compte du résultat de nos recherches.

1.° MÉDICATION GÉNÉRALE.

Antiphlogistiques. — Émissions sanguines. — M. Bretonneau les proscrit; M. le professeur de Paris les déclare tout-à-fait inutiles. Et d'abord, notons ce fait important, que la diphthérite cutanée ne se montre que chez les sujets ou cachectiques, ou en proie déjà à l'inflammation pelliculaire sur les muqueuses, et affaiblis en conséquence par un traitement antiphlogistique souvent énergique. Elle revêt généralement une forme adynamique qui devait nous faire penser, *à priori*, que les émissions sanguines ne pouvaient avoir qu'une influence négative si elle n'était défavorable. Pour nous, l'expérience a définitivement prononcé : nous avons soumis quelques malades les mieux constitués, chez lesquels la réaction générale était le plus prononcée, les uns à la saignée, qui n'a eu d'autre effet que de les affaiblir sans bénéfice pour l'affection locale; les autres à des applications de sangsues au voisinage des ulcérations diphthéritiques; dans ce dernier cas, outre que la complication inflammatoire n'a jamais été calmée, nous avons toujours vu les morsures devenir elles-mêmes le siége de l'exudation pelliculaire. La grande somme de faits, que nous avons pu recueillir, nous engage à repousser, en toute circonstance, les déplétions sanguines du traitement de la diphthérodathie fixée à la peau.

2.° MÉDICATION TOPIQUE.

Émollients. — Dans le but de combattre l'élément inflammatoire, nous avons eu recours, dans le principe de l'épidémie, aux applications émollientes; mais loin d'en obtenir le moindre résultat heureux, elles nous ont paru, au contraire, favoriser singulièrement les progrès de la maladie. Nous pensons, en conséquence, que les topiques de cette nature, en général, doivent être compris dans la même proscription que les corps gras, déjà considérés par S. Bard et M. Bretonneau, comme essentiellement nuisibles dans la diphthérite cutanée.

Caustiques. — Nous avons employé successivement et parfois concurremment, les acides chlorhydrique, sulfydrique, l'azotate hydrargyrique, l'azotate d'argent, etc., etc. Les substances liquides ont été, généralement, peu efficaces; mais le caustique qui nous a rendu le plus de services, a été, sans contredit, la pierre infernale.

Cathérétiques. — L'Alun, les chlorures de potasse, de chaux, et surtout de soude, ont été mis en œuvre par nous : l'action de l'alun a été nulle : l'espoir que nous avions fondé sur celle des chlorures ne s'est point réalisé. — Les préparations mercurielles, le calomélas, entre autres, ont parfaitement répondu à notre attente.

Nous avons aussi fait usage de l'oxide blanc de zinc, qui a été vanté dans le traitement de certaines maladies herpétiques, l'impétigo, par exemple, et nous n'en avons rien obtenu.

En résumé, rejeter les applications émollientes qui, par le relâchement qu'elles déterminent, favorisent la propagation de la maladie; modifier l'inflammation couenneuse par l'emploi des mercuriaux; provoquer enfin, au moyen de la pierre infernale, la chute des pseudo-membranes, et substituer une phlegmasie franche à un état de mauvais caractère; telles sont les règles de thérapeutique que l'expérience nous a appris à suivre dans le cas de diphthérite à la peau.

OBSERVATION I.re

Diphthérite cutanée, spontanée, traitée concurremment par le proto-chlorure de mercure et la pierre infernale ; guérison.

Lazare Poiseau, âgé de neuf ans, de chétive constitution, est atteint de diphthérite pharyngienne en novembre 1842, et sept mois après, subit une récidive de diphthéropathie, mais, cette fois, à la peau.

Le 9 juin 1843, il éprouve du prurit, de la rougeur et du gonflement à la paupière supérieure à droite.

Le 10, la tuméfaction de la paupière malade s'étend à l'inférieure et devient assez considérable pour produire l'occlusion de l'œil, la rougeur est plus marquée et envahit les parties environnantes. On distingue sur la partie primitivement affectée de petits points vésiculeux, les uns discrets, les autres réunis et formant des plaques grisâtres plus ou moins circonscrites. — Malaise général, fièvre et céphalalgie.

Le 11, le mal s'aggrave.

Le 12, nous sommes appelé à le visiter. Les paupières sont énormément tuméfiées ; la supérieure présente un soulèvement presque général de l'épiderme, qui offre une coloration grisâtre et même brunâtre dans certains endroits ; quelques parties dénudées laissent suinter une matière purulente, jaunâtre et d'une odeur fétide ; les régions temporale, sourcilière et frontale, du côté malade, sont le siége de gonflement, de rougeur, et se couvrent d'une grande quantité de larges vésicules isolées ou confluentes, et donnant parfaitement l'image de la variole à sa période d'éruption ; céphalalgie intense ; 95 puls. au pouls ; trois vomissements ont eu lieu dans la matinée.

Traitement. — Nous enlevons l'épiderme qui recouvre les vésicules ; le tissu muqueux est grisâtre, plus particulièrement brunâtre, et offre un état couenneux bien prononcé. Application, trois fois dans les 24 heures, de la poudre de calomélas sur la moitié des parties malades, et notamment sur la paupière supérieure ; ont touche l'autre moitié avec la pierre infernale ; orge, réglisse ; diète.

Le 13, la progression de la maladie est arrêtée ; presque toutes les ulcérations couenneuses excentriques, touchées avec le caustique, sont en voie de dessiccation et revêtent une croûte brunâtre ; celles traitées par le calomel n'offrent aucun changement ; toujours même tuméfaction ; suppuration abondante, infecte ; les pseudo-membranes se ramollissent et semblent se putréfier ; diminution des phénomènes généraux ; constipation. *Traitement :* nous touchons avec la pierre infernale quelques vésicules de nouvelle formation, développées sur le cuir chevelu ;

nous cautérisons, de nouveau, quelques excoriations couenneuses qui ne sont point encore complètement desséchées; application du calomélas sur les parties que nous traitons par ce topique; lavement de mauve.

Le 14, gonflement moindre; dessiccation de toutes les membranes touchées avec la pierre infernale; l'œil commence à s'ouvrir; l'enduit couenneux qui tapisse les paupières prend une couleur moins foncée; au grand angle de l'œil, les plaques se sont exfoliées et l'excoriation tend aussi à se dessécher; pouls à 75 puls.; les forces se relèvent; l'appétit commence à reparaître. *Traitement:* on continue le calomel; lait, deux tasses.

Le 15, le malade va bien; l'œil s'ouvre à moitié; cet organe ne paraît point avoir été affecté; dessiccation de l'ulcération couenneuse de la paupière malade; une croûte jaunâtre la recouvre en entier. (Trois potages.)

Le 20, desquamation; guérison. — Le malade reste faible quelque temps encore.

Nota. Nous ferons remarquer, à propos de cette observation que, contrairement à ce qui a été avancé par M. Trousseau [*loca cit.*, p. 390], l'envahissement des plaques diphthéritiques s'est fait ici des parties déclives aux points superposés. Ce n'est pas, du reste, le seul fait que nous aurons à présenter pour démontrer que ce principe est loin d'être aussi absolu que l'a établi notre savant maître.

Nous noterons également les bons résultats obtenus par le moyen de la pierre infernale : ces effets sont d'autant plus certains que l'on attaque l'éruption diphthéritique plus près de son début ; ici, son action abortive est aussi puissante que dans la variole. Néanmoins l'application en est douloureuse, et nous évitions d'en faire notre agent principal, quand il s'agissait de sujets trop irritables ; lorsque l'invasion remontait à quelques jours, et toutes les fois, enfin, que l'ulcération était fort étendue et que les concrétions formaient un feuilleté dont l'épaisseur était de 4 à 6 milimètres. Dans ce cas, nous nous bornions à arrêter l'extension du mal en cautérisant l'excoriation à sa circonférence, ainsi que les vésicules qui naissent autour de la plaie, et dont le développement est un indice assuré de propagation.

OBSERVATION II.e

Diphthérite cutanée, survenue spontanément à la verge, traitée par le proto-chlorure de mercure ; guérison.

Nourry Claude, âgé de 32 ans, marié, d'une constitution assez robuste, est pris, le 10 décembre 1842, de démangeaison, puis de rougeur et de douleur à la verge ; il survient bientôt une tuméfaction assez considérable au prépuce, et qui s'étend rapidement à tout l'organe. Trois jours après l'invasion du mal, on voit apparaître d'abord sur le prépuce, puis sur le corps de la verge, à gauche, de petits soulèvements vésiculaires grisâtres ou brunâtres, aplatis et affectant une disposition irrégulière ; quelques-unes de ces vésicules se crèvent par le fait du frottement, et il s'écoule de leur surface une matière séro-purulente à odeur insupportable.

Examiné le 15, nous trouvons l'état suivant : gonflement énorme de la verge, surtout du prépuce et s'irradiant jusqu'aux bourses; des plaques pseudo-membraneuses recouvrent la surface prépuciale et se propagent sur le corps de l'organe en arrière et à gauche; ces concrétions paraissent déprimées, vu le gonflement des bords de l'excoriation; les plus extérieures sont brunes, se ramollissent et baignent dans des flots de sérosité; leur couleur noirâtre pourrait faire croire que la peau tout entière est sphacelée; quelques plaques grisâtres se sont aussi développées à la racine du gland; douleur vive au point d'empêcher le sommeil; mouvement fébrile; 86 puls. au pouls; difficulté dans la marche; engorgement et douleur à quelques ganglions lymphatiques de l'aine gauche. (Application du calomel, à l'aide d'un pinceau de charpie, de 4 en 4 heures; tisane délayante; repos absolu; diète.)

Le 16, la douleur est toujours très vive; l'enduit couenneux présente toujours la même coloration; même odeur infecte; néanmoins, le mal semble se limiter. Les plaques qui siègent sur le corps de la verge commencent à se séparer des tissus sous-jacents; celles du prépuce restent stationnaires; les couches de concrétion, en contact avec le derme, conservent leur densité et sont très adhérentes; les ganglions de l'aine sont moins engorgés et moins douloureux; pouls à 80 puls. (Calomélas; laitage.)

Le 17, exfoliation des pseudo-membranes qui existaient sur le corps de la verge; elles laissent une excoriation à fond grisâtre et granulé; prépuce moins tuméfié; quelques-unes des plaques qui le recouvraient se sont détachées et ont été remplacées par d'autres plus minces et à coloration moins foncée ; la suppuration se tarit ; le malade peut marcher sans la moindre gêne ; la douleur est presque nulle et la fièvre a disparu ; (*ut suprà ;* trois potages.)

Le 18, le 19 et le 20, même état ; même prescription.

Le 25, guérison de la plaie du corps de la verge ; les couches membraneuses du prépuce sont tombées, et il ne reste plus qu'une érosion à bord déchiqueté. (Le malade reprend son régime alimentaire habituel.)

Le 5 janvier, guérison radicale, sans aucune trace de cicatrice.

Nota. — Quoiqu'on ait employé, chez ce malade, une grande quantité de calomélas, nous n'avons pas reconnu de réaction sur les organes salivaires.

OBSERVATION III.e

Diphthérite cutanée provoquée par l'application d'un vésicatoire dans un cas de croup ; guérison.

Richard François, âgé de neuf ans, d'une mauvaise constitution, est atteint, le 20 août 1842, de diphthérite pharyngienne, puis du croup, le 16 février 1843. Combattue par les saignées locales *coup sur coup*, par les vomitifs répétés, et enfin par un large vésicatoire sur la région sternale, cette dernière maladie céda bientôt. Mais le 22 février, trois jours après l'application, la surface du vésicatoire, qui offrait une coloration rosée et sécrétait une matière de bonne nature, se recouvre d'un enduit couenneux : le bord de l'excoriation prend un aspect brunâtre, se gonfle et devient le siége d'une vive douleur ; pâleur de la face; faiblesse extrême; peau aride; pouls à 98 puls. (Calomélas, tisane délayante, diète.)

Le 23, la concrétion pelliculaire est moins sèche, paraît soulevée par d'autres couches membraneuses auxquelles elle adhère, et commence à se ramollir; suppuration qui répand une odeur de gangrène. Quoique les parties environnantes soient en proie à un engorgement érésypélateux, l'ulcération diphthéritique reste circonscrite; même état général. (Calomélas; nous cautérisons les bords de la plaie avec la pierre infernale.)

Le 24, les plaques primitives s'exfolient et sont remplacées par d'autres plus blanches, plus minces, signe ordinaire d'une heureuse modification dans cette maladie; le gonflement ambiant a beaucoup diminué en même temps que la rougeur; le bord de l'excoriation a perdu sa teinte foncée, et saigne facilement; la douleur est toujours excessive, surtout pendant l'application du caustique et même du calomélas; (*ut suprà*; laitage.)

Le 25, le 26, le 27 et le 28, même état, à peu près.

Le 1.er mars, desquamation complète de l'enduit diphthéritique; la plaie reste granulée, jaunâtre, et saigne facilement; le bord s'affaisse; trois selles liquides; pouls filiforme à 82 puls. (Riz gommé; potages au riz; on panse la plaie avec de la charpie imbibée d'eau chlorurée.)

Le 2, le 3, le 4 et le 5 mars, l'ulcération marche rapidement à dessiccation; l'appétit reparaît; la physionomie s'anime; la diarrhée a disparu. (Régime analeptique; décoction de quinquina.)

Le 11, guérison. L'enfant reste dans un état de

cachexie plus de deux mois après sa curation; aucune trace de cicatrice.

OBSERVATION IV.e

Diphthérite cutanée survenue par suite de l'application d'un vésicatoire dans le traitement d'une pleuro-pulmonie; emploi du calomélas, de la pierre infernale, et enfin de la cautérisation avec le fer chaud; mort.

Jeanne Duperrier, tempérament lymphatique, est prise, le 20 août 1842, de pleuro-pneumonie à gauche, qui, outre l'emploi des antiphlogistiques, exige l'application d'un large vésicatoire sur le côté malade.

Le 28, alors que la phlegmasie pulmonaire était en pleine voie de résolution, la surface du vésicatoire devient douloureuse, sèche, et se recouvre d'une couche couenneuse grisâtre; bientôt le bord devient brunâtre, et une rougeur très vive, avec tuméfaction, se développe sur les régions environnantes; 92 puls. au pouls; pâleur remarquable de la face; accablement; nausées; trois déjections diarrhéiques. (Calomel; riz gommé; lavement émoll.; diète.)

Le 29, l'enduit membraneux est très sec, dur, prend une couleur brune, et simule très bien une véritable mortification de l'enveloppe cutanée; odeur gangréneuse; tuméfaction considérable de tout le côté gauche de la poitrine, se prolongeant jusqu'à l'aisselle; apparition de petits soulèvements de l'épiderme au pourtour de la plaie; prostration extrême; 110 puls. (Calomel; on touche les points diphthéritiques, de nouvelle formation, avec la pierre infernale, après les avoir, au préalable, dénudés de leur épiderme.)

Le 30, les concrétions pelliculaires s'épaississent de plus en plus; celles qui se développent à la surface du derme soulèvent les plaques primitives et forment avec elles une couche dont l'épaisseur peut être de 3 à 4 millim.; les plus extérieures commencent à se ramollir et baignent dans une matière jaunâtre à odeur fétide; les vésicules excentriques deviennent confluentes, se réunissent à la plaie, qui prend un diamètre de 10 à 12 centim. à peu près. (Cautérisation avec la pierre infernale.)

Le 31, de nouveaux soulèvements vésiculaires ont lieu du centre à la circonférence sans affecter de préférence les parties les plus déclives; *(ut suprà)*.

Le 1.er septembre, le mal s'aggrave; le danger est imminent; nous nous décidons à recourir au cautère actuel; après avoir enlevé dans toute leur épaisseur les couches qui révèlent l'excoriation couenneuse, un écoulement sanguin considérable a lieu; l'action du corps comburant suffit à peine pour l'arrêter; applications astringentes afin d'éviter une réaction trop vive; deux potages.

Le 2 et le 3, renouvellement des fausses membranes.

Le 4, nouvelle cautérisation avec le fer chaud; l'opération est si douloureuse que la malade tombe en défaillance; grand collapsus.

Le 5, le mal se limite enfin : une croûte noire recouvre toutes les excoriations excentriques; une escharre brune et dure se forme sur la plaie principale; pouls misérable. (Régime fortifiant; vin de quinquina.)

Le 6, même état.

Le 7, le gonflement diminue; *(ut suprà.)*

Le 14, la croûte tombe et laisse un ulcère à surface granulée, déprimée, d'une couleur grisâtre, saignant avec facilité, et ayant les bords déchiquetés; suppuration de mauvaise nature. (Pansement avec l'eau chlorurée; le reste, *ut suprà.*)

Le 18, l'ulcération reste blafarde et saigne au moindre contact; suppuration abondante; face plombée; peau sèche et écailleuse; fièvre hectique; amaigrissement rapide. (On panse avec l'onguent styrax.)

Le 20, les bords de la plaie s'affaissent; aucun progrès de cicatrisation; épuisement complet de la malade; trois selles colliquatives. (Même pansement; lavement amylacé; décoction blanche; crême de riz.)

Le 25, la malade meurt dans l'état cachectique le plus prononcé, conservant la plénitude de ses fonctions intellectuelles. L'ulcération diphthéritique n'offre aucun travail de cicatrisation.

OBSERVATION V.e

Diphthérite cutanée survenue spontanément, traitée d'abord par les corps gras, puis par le calomel et la pierre infernale; guérison.

Portrat Louis, âgé de dix-sept mois, assez développé, d'une bonne santé, présente, le 5 septembre 1842, à la face postérieure du pavillon de l'oreille gauche, un peu de rougeur et de gonflement; bientôt il s'y forme une éruption vésiculeuse. — Les parents considèrent cette maladie comme une de ces affections cutanées ordinaires chez les enfants, et se contentent de quelques soins de propreté.

Le 9 septembre, le mal s'étend; les paupières du côté gauche rougissent, se tuméfient, et quelques points vésiculaires commencent à se montrer sur la supérieure. Par suite de l'emploi du cérat de Goulard, conseillé par un homme de l'art, la maladie fit de rapides progrès.

Le 12, le malade nous est présenté: l'excoriation diphthéritique a envahi jusqu'à la région supérieure et latérale du cou; elle offre une coloration brune; il en exsude une matière très abondante; gonflement énorme de tout le système lymphatique de la partie malade; rougeur et tuméfaction des tissus voisins, sur lesquels commencent à paraître quelques soulèvements épidermiques; les paupières malades sont énormément gonflées; l'inférieure est d'un rouge brun; la supérieure présente une plaque membraneuse noirâtre, qui comprend toute son étendue; vive douleur aux parties malades; 105 puls. (Nous attaquons par la pierre infernale les soulèvements les plus excentriques; calomel; diète.)

Le 13: même état; cependant les paupières du côté droit deviennent œdémateuses; la face se boursouffle, les progrès du mal s'arrêtent à la circonférence; *(ut suprà.)*

Le 14: même état.

Le 15: amélioration remarquable de l'oreille malade; quelques plaques membraneuses s'exfolient et ne se renouvellent pas; celles de nouvelle formation prennent une couleur moins foncée; suppuration moins abondante; l'engorgement des parties environnantes diminue; les paupières malades n'offrent aucun changement; pouls à 85 puls.; (*ut suprà;* lait coupé.)

Le 16, l'ulcération de l'oreille est en voie de dessiccation dans presque toute son étendue ; la couche couenneuse qui revêt la paupière supérieure gauche devient sèche, croûteuse et noirâtre. (Ablation de la croûte, sous laquelle nous trouvons une nouvelle couche jaunâtre et très adhérente ; calomel.)

Le 17, l'oreille est complètement guérie ; la bouffissure de la face a cessé ; la douleur est presque nulle ; le sommeil reparaît ; l'enfant redevient gai et manifeste le besoin de nourriture. (Calomel ; trois bouillies.)

Le 23, l'œil commence à s'entr'ouvrir ; la plaque couenneuse qui recouvre encore la paupière supérieure se dessèche ; peu de suppuration. L'enfant va bien. (Lotion pour tenir l'œil propre ; régime alimentaire habituel.)

Le 25, nous enlevons de nouveau la plaque croûteuse, tellement adhérente vers le grand angle de l'œil qu'elle semble intéresser toute l'épaisseur de la paupière : l'excoriation qu'elle laisse voir est inégale et saigne facilement. (On touche avec la pierre infernale afin de hâter la cicatrisation.)

Le 30 : dessiccation à peu près complète ; l'enfant reste pâle. (Régime analeptique ; vin de quinquina.)

Le 10 octobre : guérison.

Pendant plus de trois mois l'œil reste moins ouvert ; la paupière supérieure exécute ses mouvements avec difficulté ; elle reste rouge et comme indurée, sans cependant montrer aucune trace de cicatrice ; larmoiement qui persiste longtemps.

Notons ici que le père et la mère de cet enfant ont été successivement pris de la diphthérite au pharynx.

OBSERVATION VI.e

Diphthérite cutanée, provoquée par l'application d'un vésicatoire dans le traitement d'une pleuro-pneumonie; guérison.

Martin François, âgé de quarante-huit ans, d'un tempérament bilieux-sanguin, cultivateur, marié, sujet aux phlegmasies pulmonaires, est atteint, le 8 novembre 1842, d'une pleuro-pneumonie droite, traitée d'abord par la méthode antiphlogistique, puis par un large vésicatoire sur le côté malade. Après les trois premiers pansements, la surface du vésicatoire devient sèche et se recouvre d'un enduit couenneux grisâtre. Bientôt il survient un gonflement considérable, qui s'étend bien au-delà de l'ulcération diphthéritique; une douleur très vive s'y fait sentir; l'affection principale, du reste, tend à se résoudre. (On panse le vésicatoire avec du papier d'Albespeyre, qui, d'après le brillant prospectus de cet honorable pharmacien, a la propriété de prévenir non-seulement la formation des pseudo-membranes, mais surtout de les détruire.

Le 15, le gonflement inflammatoire est plus prononcé; déjà, sur les parties voisines, se montre cette rougeur érésypélateuse, indice assuré de la propagation du mal; les bords de la plaie deviennent bruns; les fausses membranes primitives, soulevées par celles qui touchent le derme, deviennent proéminentes, se ramollissent, se putréfient et répandent une odeur qui incommode le malade lui-même; la suppuration commence à être fort abondante; douleur très vive sur les parties malades. Malgré les modifications heureuses que présente l'inflammation pulmonaire, le malade est plongé dans un grand état de prostration ; la face devient plombée ; le pouls est déprimé et donne 89 puls. ; diarrhée. (Nous remplaçons le papier d'Albespeyre par le calomélas appliqué, de quatre en quatre heures, suivant notre méthode ; riz gommé ; lavement de lin.)

Le 16 : même état ; néanmoins l'éruption diphthéritique ne s'étend pas ; les pellicules sont moins adhérentes et tendent à l'exfoliation ; la douleur est toujours très aiguë ; (*ut suprà.*)

Le 17, le 18 et le 19, aucun changement ; seulement les plaques qui se renouvellent ont une couleur moins foncée ; odeur moins infecte ; tuméfaction un peu diminuée ; (*ut suprà ;* laitage.)

Le 24 : desquamation complète de l'enduit couenneux ; mais il reste une ulcération à surface inégale, jaunâtre et à bords déchiquetés ; la fièvre a disparu ; les forces se relèvent. (On permet un peu de nourriture ; pansement avec l'eau chlorurée ; cautérisation avec la pierre infernale, dans le but de modifier la nature de la plaie.)

Le 30 : dessiccation ; convalescence fort longue ; aucune trace de cicatrice.

OBSERVATION VII.e

Diphthérite vulvo-cutanée, traitée par le calomel et la pierre infernale ; guérison.

Journeau Jeanne, âgée de onze ans, d'une constitution assez bonne, ressent, le 3 juillet 1843, une douleur très vive à la vulve ; un prurit incommode l'oblige à y porter sans cesse la main ; la nuit du 3 au 4 est agitée; le 4, les symptômes augmentent, et les parents se décident à nous faire appeler. Nous la voyons le 5 et nous la trouvons dans l'état suivant : mouvement fébrile assez intense; pouls à 92 puls.; la marche et la station sont impossibles; douleur excessive à la partie souffrante; émission difficile de l'urine, occasionnant une vive douleur; soif et constipation. La vulve présente une rougeur érithémateuse avec gonflement, se prolongeant jusqu'aux plis des aines; sur la face externe et le bord inférieur de la grande lèvre droite, il existe, en avant, sept ou huit points diphthéritiques isolés, grisâtres, et dont quelques-uns sont dénudés de leur épiderme; la face interne des grandes lèvres, le clitoris et son prépuce, le méat urinaire, la petite lèvre droite, sont le siége d'une exsudation couenneuse à aspect brunâtre; l'inflammation pelliculaire n'a pas dépassé l'orifice du vagin; les concrétions sont humides et répandent une odeur infecte. (Nous cautérisons l'éruption extérieure avec la pierre infernale; calomel sur les autres parties; repos absolu.)

Le 6, les plaques touchées avec le caustique entrent en état de dessiccation; il ne s'en est point développé de nouvelles. (Cautérisation, soir et matin; calomel dans l'intervalle.)

Le 7 et le 8, même état.

Le 9, l'enduit couenneux s'exfolie; les membranes de nouvelle formation sont blanchâtres; le gonflement diminue; moins de douleur; la fièvre baisse; sommeil de quelques heures; le mal est en voie d'amélioration. (Calomel; laitage.)

Le 12 : desquamation des plaques qui recouvraient

la petite lèvre droite, le clitoris et le méat urinaire : elle persiste sur les grandes lèvres; là, cependant, elles sont devenues minces et comme transparentes; les parties dénudées restent rouges, la tuméfaction, au dehors disparaît rapidement; absence de fièvre; la marche n'est plus gênée ; il y a eu une selle naturelle. (Calomel; soupe maigre.)

Le 15 : exfoliation des pseudo-membranes de la grande lèvre gauche : il en reste encore une sur la droite, mais peu étendue, peu adhérente et d'une couleur de lait; la malade a recouvré le sommeil et l'appétit; elle ne ressent plus qu'une douleur obtuse. (Calomel; lotions de propreté ; régime ordinaire.)

Le 20, guérison. Cependant la malade éprouve quelque temps encore un prurit incommode aux organes primitivement malades; et bientôt il survient un écoulement vaginal qui tend à prendre la forme chronique. — Préparations ferrugineuses.

IV

DIPHTHÉRITE BUCCALE.

(Stomacace des anciens, gangrène scorbutique des gencives de Vanswiéten, fégar ou fégarite des Espagnols, etc., etc.)

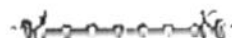

Vanswiéten avait reconnu l'identité de la gangrène scorbutique des gencives et de l'angine maligne, et appuyait son opinion du témoignage d'Arétée, qui a tracé, de cette maladie, un tableau d'une fidélité remarquable. Le docteur Montgarni [broch., 1812, Paris], qui eut occasion de traiter en Espagne, 1810, un grand nombre de militaires français atteints de la fégarite, non-seulement reproduit l'opinion du savant commentateur de Boerhaave, mais il la confirme pleinement par de nouveaux faits. Proclamer cette identité, était un grand progrès, mais il appartenait à l'auteur des Mémoires sur la diphthérite de faire faire à la science le dernier pas, en démontrant la véritable nature de l'inflammation pelliculaire [*loc. cit.*, p. 14-18]

Pendant notre épidémie, nous avons souvent rencontré la diphthérite buccale dans certaines familles, où régnaient en même temps les autres variétés de l'affection membraneuse; la susceptibilité différente des diverses régions du tissu muqueux semblait seule présider à l'invasion de la maladie. Un fait, du reste, qui établit manifestement la connexion de ces variétés, est celui cité par M. Bretonneau, répété par M. Trousseau [*loc. cit.*, p. 391], et qu'il nous a été donné de pouvoir constater, c'est que la maladie peut se propager de la cavité buccale au pharynx, de là au larynx, et donner lieu à tous les symptômes de l'angine couenneuse et du croup.

Le plus ordinairement, cependant, nous avons vu la diphthérite buccale épidémique se concentrer dans la bouche, et souvent même se borner à la commissure des lèvres, au tissu gencivaire qui entoure une dent cariée, ou à une portion de la langue correspondant à une dent brisée.

Parmi les nombreuses observations que nous avons recueillies, nous citerons la suivante qui nous semble être l'expression la plus complète de la diphthérite buccale, telle qu'elle a régné dans nos pays.

Diphthérite buccale traitée par l'acide chlorhydrique; guérison.

Genevois Claude, garde champêtre, âgé de 38 ans, ancien militaire, tempérament lymphatique, atteint d'asthme depuis de longues années, et d'hydropisie ascite depuis deux mois, éprouve, le 14 novembre 1842, une chaleur incommode et une douleur vive à la langue; cet organe se tuméfie ainsi que la joue gauche; il survient bientôt une salivation abondante. Du 14 au 16, sa maladie prend un accroissement remarquable.

Le 17, nous trouvons la face bouffie et décolorée; gonflement considérable de la joue gauche; les ganglions lymphatiques sous-maxillaires et la parotide du même côté, se tuméfient et deviennent douloureux; l'haleine contracte une odeur fétide; la bouche entr'ouverte laisse écouler une salive visqueuse et sanguinolente; la langue fortement gonflée présente l'impression des dents, et à son bord gauche, dans ses deux tiers antérieurs, une concrétion couenneuse, grisâtre et à expansions lichénoïdes. Il existe également une plaque pelliculeuse à coloration brune, sur la joue gauche, à sa partie moyenne, sous forme d'une bande étroite, s'étendant de la commissure des lèvres au-delà des dernières dents molaires; un cercle rouge livide l'entoure et constitue une espèce de bourrelet saillant, qui la fait paraître déprimée; douleur aiguë; vive anxiété; pouls petit, à 82 puls.; insomnie. (L'état antérieur du malade ne nous permet pas d'évacuation sanguine; cautérisation, toutes les six heures, avec l'acide chlorhydrique pur; gargar. chloruré; catapl. émoll.; diète absolue.)

Le 18 : pouls à 88 puls.; la matière qui s'écoule de la bouche imbibe et tache le linge du malade; le gonflement des ganglions lymphatiques augmente; les gencives, surtout du côté malade, se boursoufflent, deviennent fongueuses et saignent au plus léger attouchement; (*ut suprà*).

Le 19 : diarrhée; les forces du malade s'épuisent par la perdition du fluide salivaire; tuméfaction œdémateuse de la face, se prolongeant jusqu'aux régions cervicales; quelques lambeaux membraneux commencent à se détacher; (*ut suprà;* lavem. émoll.)

Le 20, le 21 et le 22, même état; cependant les pellicules secondaires sont blanchâtres et plus minces.

Le 23 et le 24, desquamation de la couche qui existait sur la langue; l'excoriation qui reste après elle paraît enfoncée et saigne facilement; les pseudo-membranes qui revêtent la joue sont peu adhérentes et se renouvellent avec rapidité; la tuméfaction extérieure a considérablement diminué; (*ut suprà;* laitage.)

Du 25 au 28, amélioration remarquable; l'intumescence du dehors a disparu presque en totalité; l'ouverture de la bouche, devenue plus facile, nous permet de reconnaître qu'il existe encore, au niveau de la dernière molaire inférieure, une plaque peu étendue, nacrée, très adhérente et qui a tendance à disparaître par voie de résorption; les gencives sont toujours rouges, gonflées, et offrent, à leurs bords onduleux, de petites excoriations diphthéritiques grisâtres; leur adhérence avec les dents semble se détruire; les dents incisives inférieures sont ébranlées; les amygdales, principalement la gauche, ont participé à l'inflammation, car elles sont encore tuméfiées, et présentent une coloration rouge foncé; (*ut suprà;* laitage.)

Du 28 au 5 décembre, la guérison est à peu près complète; l'épithélium s'est reproduit; nous ne trouvons aucune trace de cicatrices, quoique les parties malades soient restées un peu déprimées, circonstance que nous avons cherché à expliquer à l'article Diphthérite pharyngienne. La diarrhée a persisté jusqu'au 28 novembre.

Le malade est soumis à un régime tonique proportionné à son grand état de débilité. Pendant quelques temps encore, les gencives restent ulcérées; on ne peut obtenir la cicatrisation qu'au moyen de la cautérisation avec l'azotate d'argent fondu.

Nous ne pouvons passer sous silence que la femme de Genevois, et son enfant, âgé de 7 ans, ont été épargnés de l'épidémie. Ce fait, ainsi que beaucoup d'autres analogues, observés par nous, pourrait démontrer que la diphthérite buccale, de même que les autres variétés de la diphthéropathie, ne peut trouver place parmi les maladies contagieuses. Nous soutenons cette opinion avec d'autant plus de raison qu'elle est partagée aujourd'hui par MM. Guersant et Blache [*loc. cit.,* t. XXVIII, p. 585, 1844].

Nous mettons en regard de cette observation de diphthérite buccale, un cas de stomatite gangréneuse que nous avons rencontré sur la fin de notre épidémie. L'aspect de ces deux maladies nous paraît, en général, tellement tranché, que nous avons peine à concevoir qu'elles aient pu être confondues, même dans des temps moins éclairés que le nôtre. C'est donc avec le plus profond étonnement que, malgré l'autorité d'une chose jugée, après tant de savantes discussions, malgré le travail remarquable de M. A.-L. Richter [*Obs. sur la gangrène des enfants*, Berlin, 1834], et les belles recherches consignées dans le *Compendium de Méd. pratique*, nous avons vu un auteur plein de mérite, du reste, réunir de nouveau, sous la dénomination commune de stomatite gangréneuse, les stomatites avec pseudo-membrane et gangrène [M. Taupin, *Journ. des connaiss. méd. chirurg.*, t. VI, 1839]. Il part d'un point qui n'est plus admissible, savoir : la nature gangréneuse des concrétions pelliculaires. Aussi, éviterons-nous de nous élever contre cet *à parte*, car ce serait laisser croire que la question peut encore supporter la controverse.

OBSERVATION.

Gangrène ou sphacèle de la bouche, stomatite gangréneuse, cancer aqueux gastrique du docteur Richter, etc., etc.

Duverne Pierre, postillon, âgé de 35 ans, d'une forte constitution, mais détériorée par l'abus des boissons alcooliques, atteint d'entéro-colite depuis un certain temps, est pris, le 1.er novembre 1843, à la suite d'une course, par une température froide et humide, de boursoufflement à la joue gauche, sans changement de couleur à la peau, ni douleur prononcée; il éprouve un accablement considérable. Le 2 novembre, le gonflement de la face fait des progrès; les membres inférieurs deviennent œdémateux; salivation abondante. Il est admis à l'hôpital de Luzy (*Nièvre*).

Le 5, il demande son exeat et se fait conduire chez ses parents qui habitent Saint-Didier. Le 6, nous le trouvons dans l'état suivant :

Le malade est couché sur le côté gauche, la bouche entr'ouverte ; peau froide et sèche ; pouls filiforme ; donnant 80 puls. ; prostration physique et morale ; infiltration séreuse des membres ; face pâle et bouffie ; la joue gauche, présente une tuméfaction œdémateuse qui gagne les paupières, les régions frontale et temporale du même côté, et au centre de la paroi buccale extérieure, on reconnaît un noyau d'engorgement plus dur que les autres parties ; sur ce point, la peau est luisante, tendue et colorée de marbrure d'un rouge violacé ; fétidité caractéristique de l'haleine, comparable à l'odeur d'œufs pourris, moins repoussante cependant que dans la diphthérite ; expuition d'une salive sanieuse. En examinant l'intérieur de la bouche, nous trouvons à la partie moyenne de la joue gauche une escharre arrondie, brune au centre, jaunâtre aux bords, entourée d'un cercle livide et ne causant aucune douleur ; au point de contact avec la mâchoire inférieure, la gencive offre une érosion dont les bords sont brunâtres ; langue gonflée et rouge ; soif ; vomissements et diarrhée ; sensibilité du ventre, surtout à la région ombilicale ; urine rare. (Garg. avec le quina et le chlorure de soude ; cautér., matin et soir, avec la solution d'azotate hydrargyrique ; frictions sur la joue malade avec le liniment ammoniacal ; riz gommé ; lavement émoll.)

Le 7, on voit au milieu de la joue une tache ronde,

d'un rouge terne et de la dimension d'une pièce de cinquante centimes; *(ut suprà.)*

Le 8, la tache extérieure a pris un aspect gangréneux. (Nous portons un bouton de cautère rougi à blanc sur tous les points mortifiés de la cavité buccale; le malade s'oppose à l'emploi du même moyen à l'extérieur, le seul qui pût offrir encore quelque chance de salut.) Nous prenons, du reste, la triste conviction que le sphacèle intéresse toute l'épaisseur des tissus; l'érosion de la gencive est remplacée par un clapier profond, résultant du décollement de la membrane muqueuse, au niveau de l'os maxillaire inférieur; il sort de ce clapier une matière gluante, brune et un peu sanguinolente; somnolence; diarrhée colliquative provoquée et entretenue par la déglutition des matières putrides que fournit la gangrène; le vomissement s'est arrêté; les pulsations du pouls se dérobent souvent sous le doigt.

Le 9, le 10, le 11 et le 12 : progrès des phénomènes locaux et généraux; la mortification semble se propager à la base de la langue; impossibilité d'articuler les mots; aphonie.

Le 13, l'escharre extérieure, ayant le diamètre d'une pièce de deux francs, cesse de s'étendre; déjà elle paraît se séparer des parties vivantes vers quelques points, sans indice d'aucune réaction salutaire; occlusion complète des yeux par le fait de l'infiltration des paupières; affaissement remarquable. (Frictions cutanées avec l'alcool camphré.)

Le 14 : séparation de l'escharre dans ses deux tiers à peu près; elle est noire, sèche, résistante, et adhère fortement à sa base; une hémorrhagie artérielle se produit à deux reprises; la bouche est baignée d'une sanie brunâtre, infecte et mélangée de parcelles putrides; deglutition impossible; refroidissement général; évacuations involontaires; le malade répand une odeur insupportable.

Le 17 : œdématie générale; sueur froide et visqueuse; le ventre se météorise; immobilité; battements du cœur lents, irréguliers et frémissants.

Le 18 : mort.

Il ne nous a point été permis de faire usage, à l'intérieur, des toniques, que n'eussent pas reçus sans préjudice les voies digestives enflammées comme elles l'étaient.

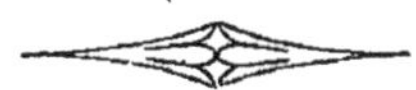

En terminant, nous dirons quelques mots sur la prophylaxie de la diphthéropathie épidémique.

Par nos relevés statistiques, nous avons déjà prouvé l'influence favorable des réformes hygiéniques relativement à la mortalité : par induction, nous avons été conduit à démontrer que l'observation plus rigoureuse encore des lois de l'hygiène, devait tendre sans cesse à s'opposer, non-seulement a la fréquence, mais peut-être au développement ultérieur d'une maladie, qui se montre le plus ordinairement dans les climats froids et humides, ou pendant certaines constitutions médicales insolites, conditions physiques contre lesquelles la médecine préservatrice a de puissantes ressources.

L'épidémie une fois déclarée, on conçoit les difficultés insurmontables que nous avons rencontrées dans l'exécution du traitement prophylactique qui lui était applicable.

On a reconnu, et nous l'avons constaté par nous-même, qu'elle sévit principalement sur les agglomérations d'individns, dans les habitations insalubres, sur les sujets mal nourris, mal vêtus, malpropres, qui ne prennent aucune précaution sanitaire; sur ceux enfin, habituellement exposés aux intempéries que la vie pastorale et agricole les oblige à endurer. Eh bien! nous le demandons, ne devions-nous pas être dans l'impuissance la plus absolue de pallier toutes ces circonstances prédisposantes, auxquelles les habitants de nos campagnes ne sont malheureusement encore que trop soumis.

Lorsque la maladie faisait irruption dans une communauté nombreuse, nous jugions toujours à propos de conseiller l'éloignement des enfans sains, non pas dans la crainte de la contagion, car nous refusons de reconnaître cette propriété à la diphthérite, mais dans le but de diminuer les chances d'invasion, inhérentes à toute localité infectée. Cette mesure, il est vrai, était loin de constituer un moyen préservatif certain, attendu que, comme nous l'avons déjà relaté, les dispositions héréditaires à subir l'épidémie, se faisaient sentir à des distances quelquefois fort grandes.

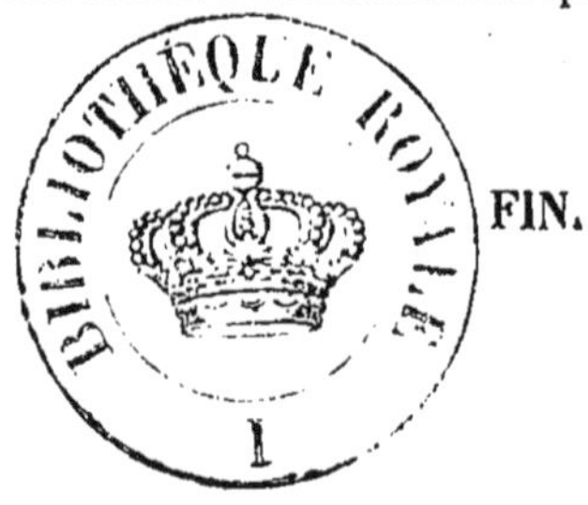

FIN.

TABLE DES MATIÈRES.

pages

Avant-propos. — 1.° Etat social, scientifique et moral des médecins ruraux, ... III

2.° L'art médical doit venir en aide à la civilisation XVI

3.° Institution des médecins cantonnaux XVII

Règlement administratif du service médical gratuit . XVIII

Introduction XXIX

Relation 1

II

Diphthérite pharyngienne épidémique 22

Observation I.re — Diphthérite pharyngienne intense; guérison. 70

Observation II.e — Diphthérite pharyngienne simulant l'angine gangréneuse des anciens 72

Observation III.e — Diphthérite pharyngienne; chute d'un fragment de pierre infernale dans les premières voies; guérison 73

Observation IV.e — Diphthérite pharyngienne adynamique; mort. 75

Observation V.e — Diphthérite pharyngienne grave; ablation des amygdales. 77

Observation VI.e — Diphthérite pharyngienne; abcès sous-maxillaire; guérison. 79

Observation VII.e — Diphthérite pharyngienne; rougeole; guérison 81

Observation VIII.e — Diphthérite pharyngienne; pneumonie consécutive; mort 84

Observation IX.e — Diphthérite pharyngo-laryngienne (angine diphthéritique du docteur Bretonneau), croup consécutif; évacuations sanguines coup sur coup; vomitifs répétés; guérison 87

Observation X.e — Diphthérite pharyngo-laryngienne croup consécutif; mort 90

II

Quelques réflexions sur la diphthérite croupale. . . 93

III

Diphthérite cutanée 100

Observation I.re — Diphthérite cutanée, spontanée, traitée concurremment par le proto-chlorure de mercure et la pierre infernale; guérison 108

Observation II.e — Diphthérite cutanée, survenue spontanément à la verge, traitée par le proto-chlorure de mercure; guérison 111

Observation III.e — Diphthérite cutanée provoquée par l'application d'un vésicatoire dans un cas de croup; guérison 113

Observation IV.e — Diphthérite survenue par suite de l'application d'un vésicatoire dans le traitement d'une pleuro-pulmonie, emploi du calomélas, de la pierre infernale, et enfin de la cautérisation avec fer chaud; mort. 115

Observation V.e — Diphthérite cutanée, survenue spontanément, traitée d'abord par les corps gras, puis par le calomel et la pierre infernale; guérison . . 117

Observation VI.e — Diphthérite cutanée, provoquée par l'application d'un vésicatoire dans le traitement d'une pleuro-pneumonie; guérison 120

Observation VII.e — Diphthérite vulvo-cutanée, traitée par le calomel et la pierre infernale; guérison . . 121

IV

Diphthérite buccale 124

Diphthérite buccale traitée par l'acide chlorhydrique; guérison. 126

Observation. — Gangrène ou sphacèle de la bouche, stomatite gangréneuse, cancer aqueux gastrique du docteur Richter, etc., etc. 129

Prophylaxie de la diphthéropathie épidémique . . . 132

www.ingramcontent.com/pod-product-compliance
Ingram Content Group UK Ltd.
Pitfield, Milton Keynes, MK11 3LW, UK
UKHW012036240726
13965UKWH00003B/843

9 782012 988095